MI CUADERNO
ABDOMINALES Y GLÚTEOS

FRANCE CARP

ILUSTRACIONES: ISABELLE MAROGER
Y LILI LA BALEINE

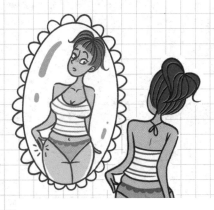

terapiasverdes

Argentina – Chile – Colombia – España
Estados Unidos – México – Perú – Uruguay

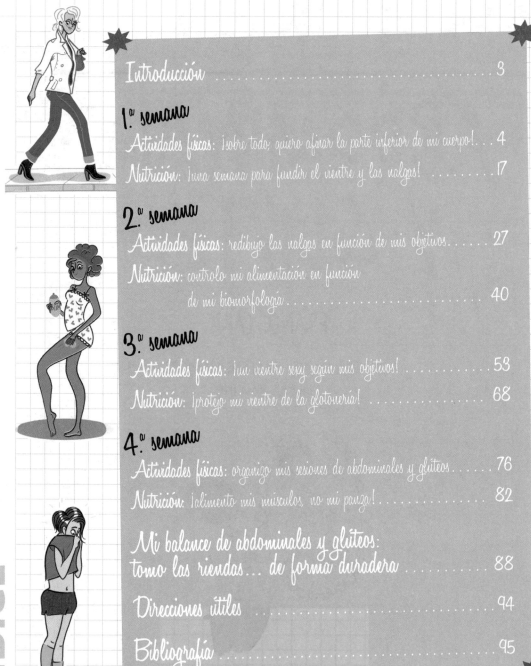

Introducción 3

1.ª semana

Actividades físicas: ¡sobre todo, quiero afinar la parte inferior de mi cuerpo!. . . 4

Nutrición: ¡una semana para fundir el vientre y las nalgas! 17

2.ª semana

Actividades físicas: redibujo las nalgas en función de mis objetivos 27

Nutrición: controlo mi alimentación en función
de mi biomorfología 40

3.ª semana

Actividades físicas: ¡un vientre sexy según mis objetivos! 53

Nutrición: ¡protejo mi vientre de la glotonería! 68

4.ª semana

Actividades físicas: organizo mis sesiones de abdominales y glúteos 76

Nutrición: ¡alimento mis músculos, no mi panza! 82

Mi balance de abdominales y glúteos:
tomo las riendas... de forma duradera 88

Direcciones útiles 94

Bibliografía 95

ÍNDICE

Introducción

¿ Mi Cuaderno Abdominales Y Glúteos? ¡Imprescindible, por supuesto!
¡Todas las mujeres quieren ser bellas en todos sus perfiles! Unas nalgas redondeadas, esculturales y bien dibujadas, una espalda vertiginosa, una cintura fina y un bonito vientre tónico son la seguridad de una silueta femenina, de un aspecto con mucha chispa y de una soltura en los movimientos que te valorizan enormemente.

Es evidente que se dibujan unas bonitas curvas siempre que las ayudemos un poco. Pero ya verás que tus esfuerzos se verán recompensados: ¡en efecto, los glúteos son unos músculos potentes y voluminosos que se tonifican rápidamente! En cuanto al vientre, si es demasiado redondo, no resistirá mucho tiempo ante una alimentación equilibrada, unos ejercicios abdominales correctamente realizados y un programa cardio bien dosificado.

En este nuevo cuaderno especial «abdominales y glúteos» te doy todas las claves para esculpir la parte inferior del cuerpo con unos ejercicios simples y eficaces. Te propongo también combinaciones para «ahorrar tiempo», ¡para que puedas entrenarte todos los días! Responderás a test lúdicos y personalizados con el fin de valorar lo que quieres cambiar y aprovechar el programa que responde a tus objetivos y a tu perfil.

Trucos, consejos, explicaciones, guiños estimulantes, evaluaciones, progresos… Una vez más, te ayudo a moverte, a muscularte, a recuperar la energía, a cambiar tu silueta y a sentirte ligera, para que, en 4 semanas, dejes escapar un ¡uauuu! de felicidad delante del espejo y tengas ganas de que el proceso continúe. ¡Venga, estás preparada, al ataque!

Actividades físicas: ¡sobre todo, quiero afinar la parte inferior de mi cuerpo!

Antes de pensar en la «tonificación del cuerpo» o en tener unos «músculos firmes y bien perfilados», es importante activar la circulación sanguínea y linfática en la parte inferior del cuerpo mediante ejercicios cardiovasculares. Es la mejor manera de drenar las toxinas y disminuir el proceso de retención de agua en los tejidos, ¡pero también de vaciar las células grasas y quemar más calorías!

Test: ¿qué tipo de celulitis tengo?

Después de haber observado tu celulitis y haber comprobado si es dolorosa o no, podrás atenuarla y actuar exactamente en el lugar adecuado, practicando los ejercicios correctos y los movimientos apropiados. ¡Antes de esto, es necesaria una pequeña introspección! Responde a las preguntas de este test.

¿Dónde se localiza tu celulitis?

▲ Más bien en las piernas y los brazos.

■ En todas partes: caderas, muslos, vientre, brazos…

● Principalmente, en los muslos (parte anterior y posterior).

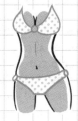

Cuando te pellizcas la piel en el lugar de la celulitis…

▲ No duele en absoluto y la piel vuelve a su lugar inmediatamente después.

■ No duele, pero queda una marca blanca en la piel y la celulitis vuelve a salir.

● ¡Es realmente doloroso!

Tu celulitis es…

▲ Más bien reciente y todavía discreta.

■ Hace ya un tiempo que apareció y ahora tiene aspecto de «piel de naranja».

● Realmente está muy incrustada, es dolorosa y muy antiestética.

Al observar tu silueta, dirías que eres más bien…

▲ Delgada, solamente con unos pequeños michelines.

■ Rellenita por todas partes.

● Rellenita, sobre todo en la parte inferior del cuerpo.

¡Haz las cuentas!

▲	■	●

Tienes una mayoría de 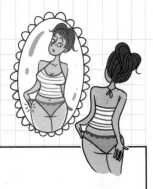 ▲: *tienes una celulitis acuosa.*

Es el resultado de una retención demasiado importante de líquido y se sitúa especialmente en las piernas, que son pesadas. Al tacto, esta celulitis es blanda y no dolorosa. A menudo se debe a una mala circulación o a estar de pie durante mucho tiempo.

> **Mis trucos contra la celulitis**
> ✔ Come con menos sal y bebe al menos 1 litro de agua al día.
> ✔ Realiza muchos ejercicios que mejoren el retorno venoso, con las piernas en posición elevada.
> ✔ Camina lo máximo posible.
> ✔ Haz actividades en el agua, como el aquabiking.
> ✔ Date masajes en posición tumbada, con las piernas elevadas en vertical.

Tienes una mayoría de ■ : *tienes una celulitis adiposa.*

Este tipo de celulitis se manifiesta por una inflamación del tejido adiposo de la hipodermis (las capas profundas de la piel). Tu celulitis presenta una piel de naranja, porque no tiene lugar la depuración de la grasa y esta se almacena en los adipocitos. Esta celulitis, que no es dolorosa, a menudo es inherente a un aumento de peso o a una alimentación demasiado rica.

> **Mis trucos contra la celulitis**
> ✔ Sigue una alimentación menos rica en grasa y en azúcar.
> ✔ Bebe lo máximo que puedas para quemar calorías y eliminar las grasas.
> ✔ Date masajes todos los días con una crema reafirmante para mejorar la calidad de la piel.
> ✔ Elige actividades físicas cardiovasculares que ejerciten todos los músculos (danza, bicicleta elíptica, step, zumba, aquafitness…).

Tienes una mayoría de ● : *tienes una celulitis fibrosa.*

Tu celulitis es realmente muy dura y dolorosa, y está situada sobre todo en los muslos. Con mucha frecuencia es constitucional, es decir, hereditaria, y se necesitan muchos cuidados (alimentación, masaje, actividad física) para atenuarla.

> **Mis trucos contra la celulitis**
> ✔ Sigue una alimentación menos rica en sal, grasa y azúcar.
> ✔ En la medida de lo posible, date regularmente masajes del tipo palpar-rodar mecánicos o manuales (Cellu M6®), para liberar los tejidos y mejorar la firmeza de la piel.
> ✔ Opta por las actividades en el agua, que darán un masaje a las piernas y atenuarán el dolor, como el aquafitness, el aquabiking, los recorridos acuáticos o la marcha en el agua.

ACTIVIDADES FÍSICAS: 1.ª SEMANA

¡Ataco la celulitis con ejercicios tónicos!

La celulitis, tanto si es acuosa, adiposa o fibrosa, puede atenuarse y volverse menos dolorosa gracias a algunos ejercicios diarios. Son fáciles de hacer, son muy estimulantes, activan la circulación sanguínea y linfática, y eliminan las grasas. Pero atención, la regularidad es de rigor; ¡opta por hacer dos ejercicios por la mañana y uno por la noche para un resultado óptimo!

Hacer 3 ejercicios cada día

El ascenso (en la escalera)

¿El objetivo? Estimular la circulación sanguínea y linfática, quemar calorías.

¿Cómo hacerlo? Colócate delante de los peldaños de una escalera. Rápidamente, sin proyectar el cuerpo hacia delante, sube al primer peldaño, un pie después del otro, y después baja un pie después del otro, empezando por el que ha subido primero. Puedes ayudarte con los brazos para aumentar el impulso.

¿Cómo respirar? Espira profundamente por la boca cada vez que el pie derecho suba al peldaño.

¿Cuántas veces? Haz 3 series de 10 ascensos, respetando un tiempo de recuperación de 10 segundos después de cada serie.

El puente

¿El objetivo? Muscular la zona de la cintura pélvica y mejorar la circulación de la sangre en la parte inferior del cuerpo.

¿Cómo hacerlo? Túmbate en el suelo boca arriba, con las piernas juntas y flexionadas, y los pies en el suelo. Mantén los brazos extendidos a lo largo del cuerpo, con las palmas de las manos en el suelo. Levanta la pierna derecha hasta la vertical. En esta posición, sin curvar la espalda, eleva y baja la pelvis.

¿Cómo respirar? Espira profundamente por la boca cada vez que eleves la pelvis.

¿Cuántas veces? Haz 2 series de 15 repeticiones por cada lado.

El latigazo

¿El objetivo? Estimular la circulación venosa de retorno para irrigar bien las piernas e impedir la instauración de la celulitis.

¿Cómo hacerlo? Túmbate en el suelo boca arriba, con las piernas extendidas en vertical y las puntas de los pies en extensión. Los brazos descansan a lo largo del cuerpo, con las palmas de las manos en el suelo. En esta posición, pasa muy rápidamente de los pies extendidos a los pies flexionados hasta que sientas una sensación de calor en las piernas. Sacude las piernas y repite.

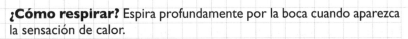

¿Cómo respirar? Espira profundamente por la boca cuando aparezca la sensación de calor.

¿Cuántas veces? Haz 3 series de extensiones y flexiones de los pies. Es mejor hacerlo por la noche después de una jornada en posición de pie, una postura siempre fatigosa para las piernas.

Mi complemento de adelgazamiento: el automasaje

¡Seguro que ya conoces la técnica de palpar-rodar, un masaje en el que se inspiran numerosas tecnologías, como el Cellu M6®, para fulminar la celulitis y aligerar realmente las piernas! Este tipo de masaje sirve para disociar la capa profunda de la piel de la fascia, la membrana que rodea los órganos y los músculos. ¿El objetivo? Liberar las células grasas y estimular la circulación sanguínea y linfática para atenuar visiblemente la celulitis. ¡Aunque este masaje no es totalmente indoloro, una buena técnica permite hacerlo muy soportable!

¿Cómo hacerlo?

Puedes ser tu propia masajista: forma un gran pliegue cutáneo entre el dedo pulgar y los otros dedos, y después empuja este pliegue formado con el pulpejo del pulgar mientras pasas los otros dedos bajo el pliegue, haciendo que ruede. Repite el movimiento con suavidad para no romper los adipocitos y, sobre todo, masajea hacia arriba.

¿Cuántas veces?

Date un masaje 2 o 3 veces a la semana, justo después de la ducha, cuando la piel todavía está caliente y es especialmente flexible.

> **El complemento «2 en 1»:** date el masaje con una crema reafirmante, que mejorará la calidad de la piel.

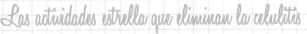

Las actividades estrella que eliminan la celulitis

¡Las actividades cardiovasculares, las que aumentan la actividad cardiaca, son las más eficaces para eliminar la celulitis! Tonifican los músculos, activan la circulación sanguínea y consumen mucha energía, que extraen de las células grasas, los adipocitos. ¡Para dejar a la celulitis casi KO! Digo «casi» porque incluso las mujeres más delgadas tienen un poco, ¡es lo que hace que las formas femeninas sean hermosas!

El aquabiking

Te metes en una piscina, sumergida hasta el pecho, sobre una bicicleta fija en el agua. Al ritmo de una música estimulante y apoyada por los consejos de un entrenador, pedaleas de todas las maneras posibles: retropedaleo, pedaleo bailando…Cada método hace trabajar concretamente las nalgas, los muslos, el vientre…

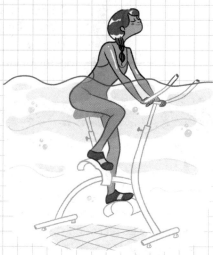

Lo bueno: el agua masajea las piernas y facilita el drenaje, porque esta acción estimula el sistema linfático (eliminación de los desechos), ¡que se vuelve menos perezoso!
Lo mejor: el pedaleo bailando. ¡Las nalgas lo agradecen! De pie sobre los pedales y con la parte superior del cuerpo inclinada hacia delante, pedalea enérgicamente. Los músculos glúteos trabajan intensamente…

Los patines en línea (rollerblade)

Con unos patines de ruedas alineadas, te desplazas mediante movimientos amplios de las piernas dirigidas hacia el exterior, como los patinadores. Es importante sentir bien el movimiento y colocar el peso del cuerpo ligeramente hacia delante para no caerse. Esta actividad puede hacerse en zona urbana.

Lo bueno: el movimiento de patinaje de las piernas hacia el exterior tonifica las caderas y esculpe muy eficazmente el glúteo menor y el medio, los músculos que eliminan las cartucheras, si están bien perfilados.
Lo mejor: el equilibrio inestable es un excelente ejercicio para los abdominales, que se contraen para mantener un buen equilibrio.

Lo bueno: hazlo durante al menos 30 minutos para empezar a quemar grasas. Esta actividad permite realmente muscular todo el cuerpo.
Lo mejor: las piernas, los muslos, las pantorrillas y las nalgas trabajan a pleno rendimiento, ¡mientras el vientre se libera de su pequeña almohadilla de grasa!

La bicicleta elíptica

Los movimientos efectuados en esta bicicleta, muy utilizada en la sala de musculación, imitan el ascenso de una escalera. ¡Excelente para las piernas! Paralelamente, se empujan de manera alterna con las manos dos palancas hacia delante para que el corazón trabaje todavía con mayor eficacia… ¡Es casi atlético!

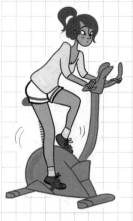

La bicicleta estática

Realizas una clase colectiva en una bicicleta estática al ritmo de una música muy estimulante. El entrenador te anima a pedalear variando la intensidad del esfuerzo con las velocidades.

Lo bueno: la bicicleta estática hace trabajar enérgicamente todo el cuerpo (se consumen muchas calorías).
Lo mejor: los movimientos musculan, sobre todo, las piernas.

La salsa, el zumba, el step

Todas estas actividades con coreografía y baile se realizan al ritmo de pequeños pasos, deslizamientos, pliés, ascensos: las piernas están siempre en acción, las caderas y la pelvis se ondulan con el ritmo y la cintura también se mueve mucho. Estas coreografías a menudo están formadas por movimientos inhabituales, que obligan a los abdominales y los glúteos a contraerse de manera diferente: ¡ejercicios muy eficaces para el aspecto y la silueta!

Lo bueno: el ejercicio de pie moviliza todo el sistema vascular; mueve la sangre de las piernas para eliminar las toxinas.
Lo mejor: ¡los movimientos se realizan con un ritmo contoneante para afinar la cintura!

Mis accesorios contra la celulitis

- **Las máquinas adelgazantes**

   ¿Sueñas con ir todavía más deprisa para acabar con la celulitis o tener por fin la sensación de que tus piernas son tan ligeras como finas? Realmente, las máquinas de endermología pueden ayudarte. Es indispensable realizar una cura de varias sesiones para obtener los resultados esperados.

   – El Cellu M6® e Icoon®, con sus cabezas succionadoras (endermología), imitan el masaje de palpar-rodar, con más potencia todavía. Estas máquinas estimulan la circulación sanguínea y la producción de colágeno para conseguir una piel más firme (unos 80 € por sesión y al menos 6 sesiones recomendadas, separadas 1 o 2 semanas).

   – El Ultrashape®, que emite ultrasonidos que rompen las células grasas (1000 € por 3 sesiones).

   – El Body Sculptor exCell+, que emite ondas biomagnéticas de baja frecuencia que estimulan la lipólisis y favorecen la circulación (unos 80 € por sesión, 6 sesiones recomendadas).

- **Las máquinas de lipocrioterapia,** que disminuyen localmente la temperatura de la grasa 3 °C para eliminarla mejor (en talasoterapia).

- **Las cremas adelgazantes,** con principios activos como el bambú, el guaraná y sobre todo la cafeína, que favorecen la lipólisis.

- **Las zapatillas con picos en la suela,** que estimulan el retorno venoso al hacer presión sobre la bóveda plantar y favorecen así la circulación sanguínea por un «proceso de bombeo».

- **Los chorros de hidromasaje y los baños de burbujas,** que estimulan la circulación linfática y sanguínea.

- **La pelota de tenis,** ¡un accesorio ideal para masajear la planta de los pies y estimular el retorno venoso!

Tonifico el interior de los muslos con los ejercicios aductores

¿Qué es un ejercicio aductor?

Se trata de un ejercicio que permite tonificar el interior de los muslos, una zona delicada que las mujeres tienen a menudo demasiado blanda y difícil de reafirmar. En esta zona, la piel es tan fina y tierna que tiene tendencia a ponerse flácida fácilmente si el músculo no está suficientemente tonificado. ¡Exactamente como en la parte inferior de los brazos! Por lo tanto, esta zona de los muslos debe ser objeto de toda tu atención y debe estimularse mediante un ejercicio diario. Entre los 3 ejercicios que te propongo, haz al menos uno al día y no olvides variar, tienes donde elegir.

3 ejercicios que musculan el interior de los muslos

La elevación de perfil

¿Cómo hacerlo? Túmbate en el suelo sobre el lado izquierdo y apóyate en el codo. Las piernas están juntas y extendidas. Pasa la pierna derecha flexionada por encima de la pierna izquierda y coloca el pie en el suelo a la altura de la rodilla izquierda. Desplaza bien el peso del cuerpo hacia delante. En esta posición, efectúa pequeñas elevaciones de la pierna izquierda hacia arriba.

¿Cómo respirar? Espira profundamente por la boca cuando eleves la pierna.

¿Cuántas veces? Haz 3 series de 15 repeticiones por cada lado.

El plié sobre una silla

¿Cómo hacerlo? Colócate de pie con una silla de asiento bastante estrecho entre las piernas. Mantén las piernas separadas un poco más que la anchura de la pelvis y los pies mirando hacia fuera. Coloca las manos en la parte superior de los muslos, a cada lado. Muy lentamente, manteniendo la espalda bien recta, desciende lo máximo que puedas de manera que las rodillas queden en la vertical de los pies. Después asciende muy lentamente, como si quisieras apretar el asiento de la silla contra las rodillas.

¿Cómo respirar? Espira profundamente por la boca al subir.

¿Cuántas veces? Haz el movimiento 8 veces seguidas.

La mariposa

¿Cómo hacerlo? Túmbate en el suelo, con las piernas juntas y extendidas en vertical, y los brazos descansando a lo largo del cuerpo.

Separa mucho las piernas. En esta posición, efectúa 10 pequeños movimientos hacia abajo; después, cierra las piernas y sepáralas de nuevo al máximo, 10 veces seguidas.

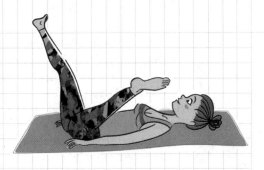

¿Cómo respirar? Espira profundamente por la boca cuando coloques las piernas en posición vertical.

¿Cuántas veces? Haz 3 series de 10.

3 actividades estrella para unos muslos estilizados

Unos muslos estilizados son bonitos, pero si además son dinámicos y ligeros, ¡el efecto sexy está asegurado! El retorno venoso es también mejor en las piernas, lo cual permite que la sangre vuelva bien hacia el corazón y, por lo tanto, evita las varices…

La barra en el suelo

Es realmente la actividad ideal para tener unas bonitas piernas, finas y tónicas. No hay más que mirar a las bailarinas: entre pliés, jetés, developpés y trenzados, tienen los músculos de los muslos perfectamente dibujados, con un bonito perfil.

El boxeo tailandés

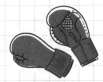

¡Se trata de saltar sin parar de un pie al otro a la vez que se esquivan los golpes! Este movimiento, conjugado con el trabajo de impulsión de las piernas, es de tipo cardiovascular y desarrolla una buena velocidad en la parte inferior del cuerpo. El boxeo tailandés es una excelente actividad física para activar la circulación sanguínea.

Los estiramientos

¡Nada mejor para afinar las piernas que los estiramientos! El cuádriceps (situado en la parte anterior de la pierna), los aductores (en el interior) y los isquiotibiales (detrás) son músculos largos y voluminosos que, si se tonifican y se estiran, dan una bonita forma a la piernas. Esta actividad, formada por ejercicios muy específicos para estirar estos músculos, es realmente muy eficaz, ¡y los resultados no se harán esperar!

Cómo esculpir los muslos en 3D (delante, dentro y detrás)

Tener unas bonitas piernas perfiladas no requiere forzosamente hacer ejercicios complicados y fatigosos. Todos los días, como si nada, puedes mejorar fácilmente el tono de tu cuerpo mediante unos hábitos de vida fáciles de practicar… ¡Vamos a repasarlos!

I. Muscúlate con la marcha rápida

Siempre son las piernas las que dan el impulso para lanzar la acción de caminar. Por lo tanto, la parte superior del cuerpo debe estar perfectamente alineada por encima de la pelvis.

La pelvis siempre debe mantenerse bien de frente (nada de rotaciones, que desequilibrarían la espalda).

La cabeza o el busto no deben proyectarse hacia delante como para darse un impulso.

La mirada se dirige recta hacia delante (¡aunque hables con tu compañero!).

Los hombros están bajos, los omóplatos se acercan ligeramente y los brazos están relajados.

Si no caminas demasiado deprisa, los brazos están quietos. Si caminas más rápidamente, los brazos se balancean paralelamente a los pies y se flexionan más (la sincronización se produce de forma natural).

Es inútil contraer el vientre, es mejor que te estires hacia arriba como si crecieras (debes tener la sensación de que tensas un elástico entre el ombligo y el esternón).

La pierna posterior debe estar en extensión completa (contracción de los músculos glúteos), antes de volver hacia delante. En este momento, el pie está apoyado en el talón y rueda después hacia delante (la articulación del tobillo debe estar bien suelta). Cuando realices la zancada, toda la superficie del pie debe estar en contacto con el suelo para que la rodilla pueda flexionarse fácilmente en un equilibrio estable.

2. ¡Tonifica las piernas mientras comes!

¿Estás sentada en la cafetería o a la mesa en un restaurante esperando tu plato? Aprovecha para hacer unos ejercicios tonificantes: extiende la rodilla de la pierna derecha bajo la superficie de la mesa, mantén la posición 3 segundos y repite el ejercicio 3 veces seguidas. Haz lo mismo con la rodilla izquierda.

3. Sube las escaleras saltándote peldaños

Sube las escaleras saltándote un peldaño (y después dos); concéntrate para dar el impulso adecuado con la pierna posterior y hacerla pasar delante enérgicamente.

4. Recoge los objetos sin doblar la espalda

Desciende en la posición del caballero andante, con la pierna derecha flexionada hacia delante aproximadamente a 1 metro de la izquierda, y después flexiona la pierna izquierda en un ángulo de 90 grados para recoger el objeto o agacharte.

5. Coloca los pies sobre el escritorio

De vez en cuando, piensa en colocar los pies sobre un escritorio, un mueble o la superficie de una silla delante de ti, con la pierna extendida, y después inclínate hacia delante para estirar la parte posterior de la pierna. Mantén la posición durante diez segundos. Repite el ejercicio con la otra pierna.

Gracias a estos ejercicios, que tonifican y estiran las piernas en 3D, podrás entrenarte sin tener que pasar por el apartado de «sesión de gimnasia».

Elimino mis michelines

Una cintura bien marcada es una gran ventaja para tener un bonito aspecto, aunque tengas 1 o 2 kilos de más. El contorno de cintura dice mucho sobre la salud y el peso, una buena razón para medirla regularmente y perder unos centímetros…

Mido mi contorno de cintura

Según los estudios realizados en la Universidad de la City, en Londres, el contorno de cintura es un buen indicador de la masa grasa abdominal, relacionada con un eventual sobrepeso. Saber si tienes demasiada grasa alrededor de la cintura es muy fácil: el contorno de cintura (para un hombre o una mujer) no debe superar el valor en centímetros de la mitad de la talla en altura. *Por ejemplo: si mides 1,66 m, tu contorno de cintura no debe superar los 83 cm.*

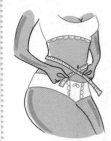

¿Cómo medir el contorno de cintura?

Coloca una cinta métrica entre la última costilla flotante y el hueso de la cadera. ¡Deja de respirar y anota la medida!

Tu contorno de cintura actual (anota la fecha):

....

....

Los 5 mejores ejercicios para afinar la cintura y las caderas

El paso del patinador

¿El objetivo? Este ejercicio es realmente muy completo: afina la cintura, muscula las piernas y las nalgas a la vez que te ayuda a quemar un máximo de calorías. ¡Ya lo verás, requiere mucha tonicidad!

¿Cómo hacerlo? Colócate de pie, con las piernas extendidas y separadas la anchura de las caderas. Pon una pelota pequeña de plástico al lado del pie derecho. Extiende la pierna izquierda y crúzala por detrás de la derecha (que debes flexionar al mismo tiempo), y después toma la pelota con las dos manos. Vuelve a la posición de partida, a la vez que efectúas una rotación de la parte superior del cuerpo hacia la izquierda y te colocas la pelota encima de la cabeza, con los brazos extendidos.

¿Cómo respirar? Espira profundamente por la boca cuando cruces las piernas por detrás. Cuando vas a buscar la pelota en el suelo, lo que se tonifica son las dos nalgas; cuando dirigen la pelota hacia el lado, se estimulan los músculos que dibujan la cintura, los transversos.

¿Cuántas veces? Haz 2 series de 10 repeticiones por cada lado.

La cruz

¿El objetivo? Este ejercicio se practica idealmente por la mañana o por la noche, en la cama. Aunque afina bien la cintura, resulta muy relajante porque, además, estira la columna vertebral.

¿Cómo hacerlo? Túmbate en el suelo, con los brazos extendidos lateralmente, y después flexiona las piernas sobre el pecho. Sin despegar los hombros del suelo, dirige las dos rodillas hacia el brazo derecho y, después, hacia el brazo izquierdo.

¿Cómo respirar? Espira profundamente por la nariz cada vez que las rodillas giren hacia un lado.

¿Cuántas veces? Haz 3 series de 15 repeticiones.

El metrónomo

¿El objetivo? Es el ejercicio más sencillo para esculpir la cintura… ¡y el más recomendado! ¡Debes procurar mantener siempre la espalda bien recta para no perder eficacia!

¿Cómo hacerlo? De pie, con las piernas semiflexionadas y separadas la anchura de las caderas, la espalda bien recta y las manos colocadas sobre los hombros. Manteniendo la espalda perfectamente recta, inclínate hacia la izquierda y después hacia la derecha.

¿Cómo respirar? Espira profundamente por la nariz cada vez que te inclines hacia la derecha.

¿Cuántas veces? Haz 3 series de 10 repeticiones.

La plancha lateral

¿El objetivo? Este ejercicio permite un buen trabajo de musculación (se contrae todo el cuerpo). Es importante que te mantengas bien alineada: ¡no dirijas las nalgas hacia arriba y no relajes el vientre hacia delante!

¿Cómo hacerlo? Colócate en plancha lateral, apoyada en el brazo izquierdo. Mantén las piernas extendidas y juntas. El pie derecho se encuentra sobre el izquierdo para un mejor apoyo. El brazo derecho está extendido por encima de la cabeza o bien doblado, con la mano detrás de la nuca. Lentamente, baja la cadera izquierda hasta el suelo y después vuelve a la posición inicial.

¿Cómo respirar? Espira profundamente por la boca cada vez que bajes la cadera.

¿Cuántas veces? Haz 2 series de 8 repeticiones por cada lado.

La pelota detrás de la espalda

¿El objetivo? ¡Los músculos que dibujan la cintura funcionarán a pleno rendimiento y se estimularán desde todos los ángulos! Además, estos ejercicios masajean el vientre y facilitan la digestión.

¿Cómo hacerlo? Colócate una pelota pequeña detrás de la espalda. Inclínate ligeramente hacia atrás y ve a buscar la pelota con las manos girando el busto hacia la derecha; después, vuelve a colocar la pelota detrás de la espalda girando hacia la izquierda.

¿Cómo respirar? Espira profundamente por la boca cada vez que coloques la pelota detrás de la espalda.

¿Cuántas veces? Haz 4 rotaciones completas empezando por la derecha y después otras empezando por la izquierda.

Un automasaje enérgico para unas caderas firmes y carnosas

¿Cómo hacerlo? Para aligerar las caderas de grasa y reafirmar la piel, tienes que masajearla con energía con la ayuda de los pulpejos de los dedos, sin por ello hacerte daño (un poco como si amasaras pan). Cuando te des un masaje en el vientre, masajea siempre en el sentido de las agujas del reloj, para no alterar los procesos de digestión.

¿Cuántas veces? Efectúa este tipo de masaje adelgazante tú misma con sesiones de 15 minutos al día durante al menos 6 días consecutivos.

> **Elige una crema adelgazante** en la que los principios activos adelgazantes estén a una concentración de al menos un 3 a 5%, o bien una crema reafirmante que te tonifique la piel. Privilegia este tipo de masaje por la noche, porque los principios activos actúan eficazmente durante la noche.

Las actividades físicas que redibujan la silueta

Una bonita silueta es la combinación de un aspecto dinámico –lleno de energía– y unas curvas armoniosas. Aunque tus formas sean un poco rellenitas, en ningún caso dan la impresión de fofas si están perfiladas y son tónicas. Las actividades cardiovasculares son las que dinamizan mejor la silueta, porque hacen trabajar a un máximo de músculos al mismo tiempo, con movimientos amplios. ¡Aprovéchate de esto, porque además tienen la ventaja de ser bastante lúdicos!

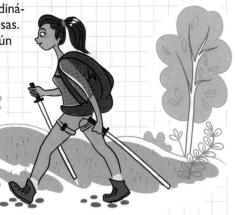

La marcha nórdica en terreno nivelado o en la arena

Esta actividad, en un recorrido difícil, hace trabajar al 80% de los músculos del cuerpo y asegura un buen consumo de energía: unas 550 kcal en 45 minutos.

La natación

Además de reforzar los músculos de todo el cuerpo, el agua tiene un efecto masajeador y drenante que permite eliminar mejor las toxinas.

La bicicleta elíptica y el remo

Son las dos máquinas de musculación que musculan con mayor eficacia la parte inferior del cuerpo, a la vez que la afinan.

La gimnasia cardiovascular (step, body pump...)

Estos ejercicios tienen las mismas ventajas que el remo o la bicicleta elíptica, ¡pero con una visión más lúdica!

El pantalón ideal para vestir la parte inferior del cuerpo

Antes de comprarte los vaqueros de tus sueños, comprueba si corresponden a tu morfología…

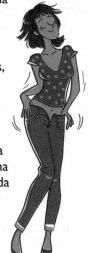

- **Elige un pantalón de talle alto si:** eres muy rellenita y tienes una cintura bien dibujada. Este tipo de pantalón produce la impresión de tener las piernas más largas.
- **Elige un pantalón de talle bajo si:**
  - tienes poca cintura, un vientre más bien plano y unas nalgas rellenitas, tanto si son generosas como menudas;
  - tienes unas nalgas más bien planas, eres longilínea y tienes la cintura poco marcada;
  - tienes una bonita espalda.
- **Elige un pantalón con pinzas si:** tienes las caderas anchas y la parte superior del cuerpo menudo. Este tipo de pantalón moldea una bonita silueta, sobre todo cuando se combina con una blusa (metida dentro del pantalón).
- **Elige unos leggings si:** tienes realmente las piernas y las caderas muy tónicas y eres espigada.

.ª semana

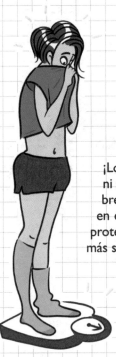

Nutrición: ¡una semana para fundir el vientre y las nalgas!

¡Lo primero que hay que hacer para que el vientre y las nalgas se perfilen sin ni siquiera tocar unas pesas o hacer un ejercicio es perder la grasa que recubre los músculos y ocultan su bonita definición! La alimentación te ayudará en esto: menos azúcar, menos grasa y menos sal, un poco más de fibra y de proteínas, grandes vasos de agua…, ¡pronto te darás cuenta de que los kilos de más se esfuman!

Tu programa de adelgazamiento semanal

LUNES

Desayuno	Almuerzo	Cena
• Té verde (sin azúcar) • Ensalada de fruta fresca (1 bandejita de frambuesas + 1 melocotón + ½ manzana) • 1 queso blanco natural	• 100 g de langostinos o 6 ostras • Papillote de bacalao o de rape + cilantro, cebollino, albahaca + limón + 1 cucharadita de aceite de oliva • Judías verdes al vapor • 1 pomelo	• 4 espárragos verdes o blancos + 1 cucharadita de aceite de oliva • Huevos revueltos (2 huevos) + calabacín al vapor con albahaca • 1 yogur de soja aromatizado

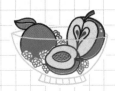

MARTES

Desayuno
- Té verde (sin azúcar)
- Smoothie verde (1 yogur de soja + ½ vaso de leche de almendras + 1 plátano + 1 kiwi)
- 5 almendras crudas mondadas (no ahumadas ni saladas)

Almuerzo
- ½ pepino + 1 yogur desnatado + 1 pizca de cúrcuma y sal
- 4 o 5 cucharadas de pasta con atún (150 g, con el atún al natural)
- 2 tomates pelados cocidos con ajo y albahaca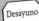
- 1 melocotón o 1 fruta de temporada

Cena
- Sopa de lentejas + 2 zanahorias + 1 cebolla + jengibre + 1 cucharada de aceite de oliva
- Compota de ruibarbo (con jarabe de agave o estevia)

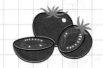

MIÉRCOLES

Desayuno
- Té verde (sin azúcar)
- 1 huevo pasado por agua + 1 loncha de jamón cocido sin piel
- 1 manzana cocida con canela

Almuerzo
- Zanahorias al vapor + limón, cilantro y comino
- 1 trozo de salmón asado + limón
- 2 rebanadas pequeñas de pan de centeno
- 1 queso fresco de cabra pequeño

Cena
- 1 ración de gazpacho + dados de tomate, pepino y pimiento
- Solomillo de cerdo en cocotte (130 g) + cebolla y tomillo
- Ensalada verde + 1 cucharadita de aceite de oliva

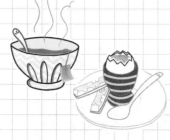

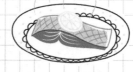

JUEVES

Desayuno
- Té verde (sin azúcar)
- 2 tortas de arroz cubiertas de mermelada baja en azúcar

Almuerzo
- Hinojo crudo en ensalada + 1 cucharadita de aceite de oliva + limón y comino
- 1 pechuga de pollo + calabacín salteado con albahaca
- Unas fresas

Cena
- Tofu asado (150 g)
- 1 bol de quinoa cocida en agua + salsa de tomate casera (2 tomates + albahaca + ½ cebolla + ajo + 1 cucharadita de aceite de oliva)
- 1 rebanada de sandía

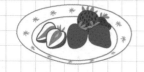

VIERNES

Desayuno
- Té verde (sin azúcar)
- Smoothie de frutos rojos (grosellas, cerezas sin hueso, fresas que pueden ser congeladas) + 1 vaso de leche desnatada + 2 hojas de menta
- 2 rebanadas de pan con nueces o cereales con una avellana de mantequilla

Almuerzo
- 2 lonchas de jamón de Parma desgrasado
- Tomates cereza + rúcula + queso blanco con un 3% de MG
- 1 fruta de temporada

Cena
- 1 caballa asada + ½ hinojo cocido + limón + 1 cucharadita de aceite de oliva
- 1 compota de melocotón-albaricoque (sin azúcar) + menta fresca cortada

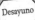
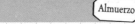
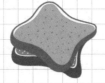

SÁBADO

Desayuno
- Té verde (sin azúcar)
- 1 loncha fina de salmón
- 2 rebanadas de pan de centeno con 10 g de mantequilla

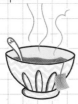

Almuerzo
- ½ aguacate + 10 gambas + pomelo y cilantro
- 1 brocheta de pollo asado
- Caviar de berenjena (1 berenjena asada + queso blanco con un 0% de MG + especias)
- 1 crumble de manzana

Cena
- Sopa de calabacín fría + hinojo + menta fresca
- 2 tomates rellenos de quinoa + piñones + dados de queso de cabra fresco
- Bandejita de frambuesas

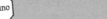
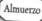
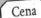
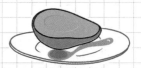

DOMINGO

Desayuno
- Té verde (sin azúcar)
- 1 pomelo rosa exprimido
- 1 queso blanco + 1 cucharadita de miel + 5 almendras (no saladas ni ahumadas)

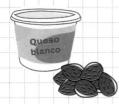

Almuerzo
- Hortalizas crudas (pepino, hinojo, tomate…)
- 1 sashimi o 6 sushis
- 1 rebanada de pan de cereales
- 1 queso blanco con un 0% de MG + coulis de frutos rojos

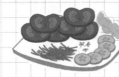

Cena
- Ensalada de judías verdes planas + 1 tomate en dados + chalota + 1 cucharadita de aceite de oliva
- Dados de pollo adobados con limón verde + 2 cucharadas de leche de coco + jengibre fresco rallado
- 1 albaricoque

Adopto una alimentación anticelulitis

Para perder tu celulitis, sin duda estás pensando en consumir más alimentos poco grasos y poco calóricos, como la verdura o la fruta… ¡Pero, contrariamente a lo que se cree, no hay que aumentar exageradamente el consumo de hortalizas crudas! Muchas mujeres que prestan atención a su línea y que comen mucha fruta y verdura ricas en agua y en sales minerales también tienen un poco de celulitis. ¿Por qué? Porque estos alimentos favorecen la retención de agua. Perderás peso, pero las células aspiran el agua. ¡Es mejor que optes por la verdura cocida, que ha perdido parte de su contenido en agua!

También debes privilegiar las proteínas, en cada comida, incluido el desayuno: queso blanco con un 0% de materia grasa, queso fresco como el de cabra, pescado o carne en cantidad importante. De esta manera, comerás más proteínas que verdura.

Una ración pequeña de verdura basta para regular el tránsito intestinal y mantener el equilibrio nutricional.

Durante esta dieta anticelulitis, también debes disminuir el consumo de alimentos feculentos.

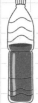

¡Beber! ¿Qué, cómo, cuándo?

Un litro de agua al día es suficiente, sobre todo si tienes tendencia a retener agua. Muchos alimentos contienen agua, y los que te comas te aportarán la suficiente. Ten cuidado con el agua con gas, que tiene mucha sal. Opta por el agua mineral: no eliminará la celulitis, pero permitirá disminuir la retención de agua.

Las 8 plantas drenantes que debes privilegiar

Algunas plantas tienen propiedades drenantes o diuréticas que favorecen la eliminación de las toxinas. Consúmelas en forma de tisanas a lo largo del día (pueden sustituir al agua), pero atención: el consumo de plantas drenantes debe realizarse en curas de 3 semanas a 1 mes como máximo…, ¡no más!

- Las semillas de hinojo
- El té verde
- La reina de los prados
- El abedul

- El meliloto
- El ginkgo
- El perejil (en forma de condimento)
- Los rabillos de cereza

Puedes encontrar plantas drenantes en forma de tisanas listas para su uso en las herboristerías o las tiendas bio. Pide consejo a un vendedor competente para conocer las dosis y las mezclas recomendadas.

Para preparar una infusión: vierte agua caliente sobre las hojas secas y filtra el líquido obtenido, que puedes beberte frío o caliente.

Un día anticelulitis (desayuno – comida – cena)

No se trata de hacer una dieta drástica y poco calórica. El objetivo de este día es reducir la retención de agua, consumir la menor cantidad posible de alimentos demasiado grasos y demasiado dulces ¡y drenar las toxinas!

En el desayuno	En la merienda
• 1 bol pequeño de queso blanco (100 g) 1 cucharadita de aspartamo • 1 tostada de pan integral untada con queso de cabra fresco • 1 rodaja de piña fresca • 1 té verde	• 1 loncha de jamón cocido o pavo sin grasa O 1 torta de arroz untada con un poco de mermelada baja en azúcar • 1 té verde
En el almuerzo	En la cena
• 1 ensalada completa: 120 g de atún al natural + brotes de espinacas + 1 tomate cortado a dados + ½ chalota cortada en tiras finas; 1 cucharadita de aceite de oliva + un poco de vinagre • 1 manzana cocida o 1 kiwi • Agua o una tisana de plantas drenantes	• 1 filete de lenguado (120 g) • 6 cucharadas de quinoa • 1 puñado de judías verdes con ajo • 1 rebanada de pan integral • 1 vaso de vino o de agua • 1 mandarina u otra fruta de temporada (frambuesas o fresas)

¡Atención a los edulcorantes y al germen de trigo, que retienen agua!

El azúcar y los demás edulcorantes tienen tendencia a retener agua en los tejidos. Lo mismo ocurre con los edulcorantes de síntesis (aspartamo), que probablemente piensas consumir para adelgazar puesto que no contienen calorías. ¡Lo mejor es que te deshabitúes de las ganas de comer azúcar!

La harina de trigo puede dar lugar a intolerancias que generan retención de agua. En efecto, si los análisis muestran una alergia o una intolerancia al germen de trigo (alergia al gluten), corres el riesgo de sufrir una retención de agua. ¿Por qué? En caso de alergia, las proteínas del trigo no se degradan completamente; la digestión es difícil e incompleta, un proceso que provoca retención de agua. En este caso, es importante eliminar los alimentos que contienen germen de trigo (pizzas, quiches, tortas, pasteles, pan, pasta, galletas…) y sustituirlos por alimentos sin gluten, que ahora se venden en los comercios. Apuesta por la harina de maíz, el centeno, la avena o el arroz. Pero tranquilízate: pocas personas son realmente alérgicas al gluten.

Mi alimentación antidepósitos: ¿por qué se empieza?

Los 8 mejores alimentos antidepósitos

Los alimentos quemagrasas son alimentos poco calóricos y capaces de aprisionar a las grasas para eliminarlas mejor o que tienen propiedades saciantes. Prepara con ellos tus tentempiés preferidos si tienes un pequeño ataque de hambre o añádelos sistemáticamente a tu menú cotidiano.

❶ La manzana y su pectina: un saciante natural

Las fibras y la pectina de la manzana aprisionan las grasas y estabilizan la glucemia. Una manzana aporta 50 kcal.

❷ El yogur: proteínas y glúcidos

Siempre y cuando sea desnatado, el yogur permite reforzar la masa muscular a la vez que favorece un buen tránsito intestinal; ¡por lo tanto, favorece un vientre más plano! Un yogur natural aporta 55 kcal.

❸ El té verde: un compañero para la pérdida de peso

El té verde permite eliminar los depósitos de grasa gracias a la cafeína que contiene (que favorece la lipólisis y reduce el volumen de grasa).

❹ El salvado de avena: el atrapador de grasa

Con sus fibras solubles y no solubles, el salvado de avena permite capturar las grasas. Se puede comer en forma de copos espolvoreados sobre los alimentos. ¡Atención, es un alimento laxante! ¡Basta una sola cucharadita al día! Aporta 280 kcal por 100 g.

❺ La piña: el quemador de grasa

La piña, además de ser deliciosa y jugosa, es saciante: calma el apetito gracias a la bromelina, un principio activo que se encuentra sobre todo en el tallo. Aporta 50 kcal por 100 g. ¡Atención, es mejor comerla fresca que en almíbar!

❻ El pescado graso: excelente para el metabolismo

El salmón, el atún y la caballa son muy ricos en omega-3, ácidos grasos insaturados que favorecen los intercambios intracelulares y permiten catalizar mejor las grasas. ¡Es importante consumir pescado no demasiado cocido! Aportan unas 200 kcal por 100 g.

❼ El apio en sopa: contra el almacenamiento de grasas

¡Consume el apio sobre todo en sopa! Es muy rico en fibra y en vitamina B6, una asociación que activa la producción de noradrenalina, indispensable para el sistema nervioso, e impide la instalación de la grasa.

❽ El agua: el arma antitoxinas

El agua, que está desprovista de calorías, drena las toxinas fuera del cuerpo. Evita el agua con gas, demasiado salada.

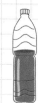

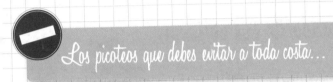

Los picoteos que debes evitar a toda costa...

Los tentempiés demasiado dulces

Evita las galletas, las pastas y pasteles, la fruta demasiado dulce (plátano, uva, dátil…), los dulces y el chocolate, excepto el chocolate negro con un 70% de cacao. Si no realizas una actividad física suficiente, el azúcar se transforma en grasa, que se aloja en los adipocitos.

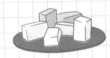

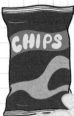

La mejor manera de no consumirlos
- ¡No compres tentempiés dulces o salados!
- ¡Si te los ofrecen, responde sistemáticamente que no te gustan!
- No olvides que 100 g de azúcar equivalen a 400 kcal, es decir, más de 30 minutos de running: ¡el cálculo se hace pronto!

Los tentempiés salados y muy grasos

Huye de las patatas chips, los cacahuetes, las aceitunas, el tarama, el salchichón y todo lo que se come como aperitivo acompañado con pan o crackers.

¡Sé decir no a los platos demasiado ricos!

Entendemos por «platos demasiado ricos» los platos demasiado ricos en grasa y, por lo tanto, demasiado calóricos. En general, estos platos son deliciosos, ¡porque la grasa da mucho sabor a los alimentos! Por lo tanto, es importante favorecer los platos llamados «ligeros», que aportan proteínas, glúcidos completos, fibra y unos pocos lípidos para sazonar.

Ejemplo de un plato ligero completo
1 bistec a la plancha (120 g)
+ 1 plato pequeño de pasta (200 g cocida)
+ 1 nuez de mantequilla (10 g) o 1 cucharada de aceite o de salsa
+ 30 g de gruyer rallado
Este plato aporta unas 515 kcal; 40 g de proteínas, 23 g de lípidos y 37 g de glúcidos.

¡Sabor y menos grasa!

Si te gustan los platos como el chucrut, sustituye la salchicha por jamón cocido y no añadas la corteza del jamón al plato para exaltar el sabor ahumado.

Si te gusta el cuscús, no pongas mantequilla en la sémola, ni aceite en el caldo. Sustituye las merguez por salchichas de ternera, y el cordero por pollo.

NUTRICIÓN: 1.ª SEMANA

23

Organizo la semana en función de mis objetivos

Objetivo 1: quiero atenuar la celulitis y tonificar las piernas

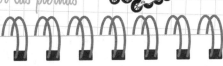

Haz tus 3 ejercicios anticelulitis todos los días (el latigazo, el puente y el ascenso en la escalera).

+ 2 veces a la semana, haz una minisesión de reforzamiento muscular con ejercicios para afinar las piernas (las elevaciones interiores, la mariposa y el plié).

+ Al menos 3 días a la semana, adopta la dieta anticelulitis y bebe tisanas drenantes.

+ Haz todos los días al menos 30 minutos de marcha activa.

+ Practica 1 vez a la semana tu actividad cardiovascular preferida (danza, patinaje, step, aquabiking…). Si puedes, opta por el aquabiking y la bicicleta estática en el gimnasio, porque estas actividades se encuentran entre las más eficaces para alcanzar tus objetivos.

+ 3 veces a la semana, después de la ducha, date un masaje según la técnica de palpar-rodar (mejor por la noche).

Mi programa personal, esta semana

Semana 1: actividades elegidas
Lunes: ....
Martes: ....
Miércoles: ....
Jueves: ....
Viernes: ....
Sábado: ....
Domingo: ....

Objetivo 2: quiero perder unos kilos y tener las caderas menos rellenitas

Todas las noches, o al volver del trabajo, haz 3 ejercicios:

• El puente en los ejercicios anticelulitis: favorece la musculación de las nalgas a la vez que drena la parte inferior del cuerpo.

• El plié sobre una silla en los ejercicios que afinan los muslos: esculpe significativamente las caderas y las tonifica.

• El paso del patinador: este ejercicio dibuja la cintura a la vez que afina la parte inferior del cuerpo, para una silueta más estilizada.

+ Durante 1 mes, cumple el programa de adelgazamiento para perder peso y haz una cura de 3 semanas de tisanas drenantes.

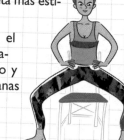

+ Camina activamente durante al menos 30 minutos todos los días.

+ Haz 2 sesiones a la semana de actividad cardiovascular, consumidora de calorías. Elige actividades más bien lúdicas para mantenerte motivada: zumba, danza, aqua-fitness, marcha nórdica…

+ Todas las noches, date un masaje en el vientre y los muslos con una crema adelgazante que tenga al menos un 3% de cafeína o con una crema reafirmante para mejorar la tonicidad de la piel.

Mi programa personal, esta semana

Semana 1: actividades elegidas
Lunes: ....
Martes:..
Miércoles: ....
Jueves: ....
Viernes: ....
Sábado: ....
Domingo: ....

Objetivo 3: quiero afinar las nalgas y los muslos

Todas las mañanas, haz 3 ejercicios anticelulitis (el puente, el latigazo y el ascenso en la escalera).

+ Practica todas las noches los ejercicios que afinan las piernas: las elevaciones interiores, la mariposa y el plié sobre la silla.

+ 3 veces a la semana, después de la ducha, date un masaje de palpar-rodar con una crema adelgazante (mejor por la noche).

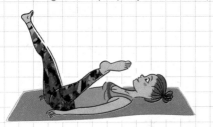

+ 2 veces a la semana, haz una sesión de unos 20 minutos de bicicleta elíptica. Y, si no puedes ir al gimnasio, consigue un ministepper en una tienda especializada en bicicleta elíptica (unos 20 €).

+ Todas las noches, estira los músculos de las piernas con unos ejercicios de estiramiento (ver los trucos en la parte «Cómo esculpir los muslos en 3D», p. 11-12).

+ Durante una semana, bebe tisanas drenantes a mitad de la tarde (ver p. 20).

+ Realiza al menos 1 vez a la semana una clase de barra en el suelo, de estiramientos o de yoga.

Mi programa personal, esta semana

Semana 1: actividades elegidas
Lunes: ....
Martes: ....
Miércoles: ....
Jueves: ....
Viernes: ....
Sábado: ....
Domingo: ....

Objetivo 4: quiero una cintura más marcada y un vientre plano

Haz todos los días los 5 ejercicios recomendados para afinar la cintura: el metrónomo, la plancha lateral, la pelota detrás de la espalda, el paso del patinador y la cruz (ver pp. 13 a 15).

Estos ejercicios no solamente hacen trabajar los músculos que dibujan la cintura (los transversos), sino también la cintura abdominal en profundidad.

+ Date un masaje durante unos minutos en el vientre y las caderas con una crema adelgazante o reafirmante, por la mañana después de la ducha.

+ Adopta una alimentación adelgazante durante toda la semana y observa sus efectos sobre la pérdida de peso.

+ Evita picotear productos dulces y salados.

+ Participa 2 veces a la semana en una clase de salsa, de zumba o de step.

+ Los demás días, camina activamente durante al menos 30 minutos al día.

Mi programa personal, esta semana

Semana 1: actividades elegidas
Lunes: ....
Martes: ....
Miércoles: ....
Jueves: ....
Viernes: ....
Sábado: ....
Domingo: ....

2.ª semana

Actividades físicas: redibujo las nalgas en función de mis objetivos

¡Buena noticia! Las nalgas están formadas por tres músculos voluminosos y bastante redondeados que (¡si se utilizan!) se muscular
bastante rápidamente. En función de su localización, realzan las
nalgas (glúteo mayor) o afinan la cadera (glúteo medio) y el
contorno de las nalgas (glúteo menor, el más profundo de los
músculos de las nalgas). ¡Algunos ejercicios de reforzamiento muscular son muy eficaces para perfilarlas!

La regularidad en la práctica de una actividad física realmente
produce resultados rápidos sobre los glúteos. Si se añade todos
los días una pequeña sesión de 10 minutos de ejercicios de
refuerzo dirigidos, ¡la poción es casi mágica! Verás cómo tus nalgas
se musculan y, si añades además unos ejercicios para tonificar la
zona lumbar, ¡tu espalda será vertiginosa!

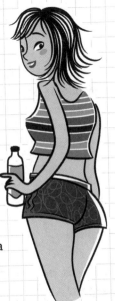

Para mejorar la intensidad de los ejercicios y no seguir siempre la
misma rutina, puedes comprar algunos accesorios, como las bandas
elásticas, una swiss ball, un ministepper, unas pesas o unos lastres
para colocar en los pies.

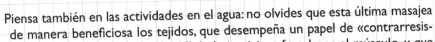

Piensa también en las actividades en el agua: no olvides que esta última masajea
de manera beneficiosa los tejidos, que desempeña un papel de «contrarresistencia» al hacer más difícil el ejercicio y fortalecer el músculo, y que
relaja y divide el peso del cuerpo por dos… Son muchas ventajas,
¿verdad? ¡Y si añades a tu esfuerzo la utilización ingeniosa de unas
minialetas o de una tabla, los movimientos serán todavía más intensos
y eficaces!

Test: ¿qué aspecto tienen mis nalgas?

Para un programa bien dirigido, realiza este pequeño test, que analiza tus redondeces…, ¡asumidas o no!

Tus nalgas sugieren más bien el nombre de...

▲ Trasero.
■ Crepe.
● Chunche tipo nube.

Tus nalgas son más bonitas en...

▲ Un vestido un poco vaporoso.
■ Un pantalón de talle bajo.
● Unos vaqueros un poco gruesos y más bien ceñidos.

Tus nalgas, te gustaría sobre todo...

▲ Afinarlas.
■ Rellenarlas.
● Muscularlas.

Consideras que tienes en las nalgas...

▲ Unas cartucheras demasiado importantes.
■ ¡Ninguna curva sensual!
● Un potencial muscular muy perezoso…

Para tener unas bonitas nalgas, estarías dispuesta a...

▲ Un masaje de palpar-rodar.
■ Ejercicios para tonificar los músculos.
● ¡Una liposucción!

Engordas fácilmente...

▲ En las nalgas.
■ Tienes suerte, engordas poco, en general…
● Por todas partes.

En cuanto haces un poco de actividad física...

▲ Las nalgas pierden volumen.
■ Todo el cuerpo se tonifica.
● Las nalgas de dibujan un poco…

En general, se dice de ti que eres...

▲ Más bien sensual.
■ De tipo andrógino.
● ¡Entrada en carnes!

Si tuvieras que elegir una actividad física, optarías por una que...

▲ Dibujara tu silueta.
■ Te musculara más.
● Te hiciera adelgazar ante todo.

¡Haz las cuentas!

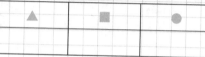

▲	■	●

Tienes una mayoría de ▲: *¡consideras que tus nalgas son demasiado gordas!*

Tienes, como dice la expresión corriente, un buen trasero. Esto puede ser muy sexy y muy bonito, siempre que esté bien dibujado y musculado.

> ### Mis trucos contra la celulitis
> ✔ Sigue una alimentación equilibrada (ni demasiada grasa ni azúcares rápidos ni sal), rica en fibra y en proteínas.
> ✔ Practica una actividad cardiovascular de 45 minutos al menos 2 veces a la semana, que te permitirá quemar un máximo de calorías.
> ✔ Elige ejercicios de reforzamiento muscular especial para los glúteos. Es importante realizar una sesión de al menos 10 minutos al día.

Tienes una mayoría de ■: *¡consideras que tus nalgas son demasiado planas!*

¡Parece que los músculos de tus nalgas no existen! Sin embargo, quizá no sean muy voluminosos, ¡pero seguro que están ahí! En general, este tipo de nalgas es específico de las siluetas bastante menudas y finas. Es importante empezar por ejercicios que no requieran una fuerza muscular demasiado grande y avanzar progresivamente: 2 series de 10 repeticiones, después 3 series de 10 repeticiones y luego 3 series de 15 repeticiones.

> ### Mis trucos contra la celulitis
> ✔ Sigue una alimentación bastante rica en proteínas (pescado, carne, huevos…) para favorecer la optimización de la masa muscular.
> ✔ Otro punto esencial: sigue un programa de actividad física que potencie la musculatura de las nalgas, por ejemplo, con sesiones de bicicleta elíptica (al menos 2 veces a la semana).
> ✔ Haz ejercicios de reforzamiento muscular de gran amplitud, como los pliés.

Tienes una mayoría de ●: *¡consideras que tienes unas nalgas demasiado fofas!*

Sin duda, tus músculos son perezosos, porque tu actividad también lo es un poco…
Por lo tanto, es muy importante para ti realizar una actividad regular y no rutinaria, para acostumbrar a tus músculos a reaccionar a diferentes movimientos.

> ### Mis trucos contra la celulitis
> ✔ Sigue una alimentación equilibrada, pobre en grasa y en azúcares rápidos.
> ✔ Cambia de programa regularmente: es la clave para recuperar unas nalgas bien firmes.
> ✔ Varía los ejercicios de tu sesión diaria de reforzamiento muscular.
> ✔ Utiliza accesorios como las bandas elásticas o los lastres para intensificar el esfuerzo y hacer trabajar los músculos todavía más.
> ✔ Practica una actividad cardiovascular, como la marcha nórdica o el step, que te permitirán hacer trabajar de manera global todos los músculos glúteos.
> ✔ Efectúa actividades cardiovasculares un día, ejercicios de reforzamiento al día siguiente, una marcha dinámica o natación con aletas el fin de semana… ¡Ya verás como, con estas actividades, los músculos despertarán!

ACTIVIDADES FÍSICAS: 2.ª SEMANA

Mis glúteos: ¡unos músculos voluminosos fáciles de tonificar!

¡Recapitulemos! Los glúteos son realmente muy potentes y permiten ejecutar numerosos movimientos en la vida cotidiana, como subir escaleras, caminar, extender la pierna hacia delante, hacia atrás o hacia los lados… Numerosas actividades físicas solicitan de manera todavía más exclusiva esta región muscular. Algunas están formadas por ejercicios de gran amplitud, de tipo cardiovascular, y otros te estabilizan en una posición mantenida al ritmo de una respiración profunda. ¡Existen actividades físicas, lúdicas, en plena naturaleza, con música, con accesorios o con aparatos de musculación para todos los gustos! Considera estas…

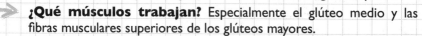

10 actividades para unas bonitas nalgas

- **La bicicleta elíptica** simula el ascenso contra una resistencia para intensificar el esfuerzo.

  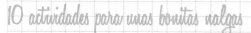 **¿Qué músculos trabajan?** ¡Los tres músculos glúteos!

- **Los patines en línea:** con deslizamientos de la pierna hacia el lado, hacen trabajar especialmente bien los músculos glúteos, gracias a movimientos de gran amplitud.

  ¿Qué músculos trabajan? Especialmente el glúteo medio y las fibras musculares superiores de los glúteos mayores.

- **La danza clásica:** con sus pliés, sus elevaciones y sus jetés, los movimientos son extremadamente precisos y hacen trabajar la musculatura con una bonita definición, tanto en estiramiento como en contracción, para una armonía perfecta.

  ¿Qué músculos trabajan? Los tres músculos glúteos se refuerzan con precisión.

- **El zumba:** este baile dinámico es una mezcla de ejercicios de fitness, de salsa o de otros bailes latinos.

  ¿Qué músculos trabajan? Los glúteos y los músculos de la cintura, al mismo tiempo.

- **El pilates** (con máquinas): con la ayuda de máquinas muy sofisticadas formadas por poleas, correas y ruedas, trabajas los músculos glúteos profundos al ritmo de una respiración profunda. En el suelo o sobre una alfombrilla, el principio es el mismo.

  ¿Qué músculos trabajan? ¡Toda la cadena de músculos glúteos, en especial el glúteo menor!

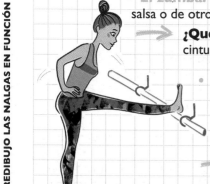

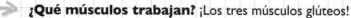

• **El yoga:** esta gimnasia suave procedente de Asia tonifica y estira alternativamente los músculos glúteos al ritmo de una respiración profunda. Esta relajación muy suave puede practicarse paralelamente a una actividad más cardiovascular.

➡ **¿Qué músculos trabajan?** Todos, pero además esta actividad permite estirar bien los músculos de la parte posterior de las piernas.

• **El gyrotonic:** unas cuerdas elásticas muy resistentes están fijadas a la pared y te permiten realizar ejercicios sostenidos durante unos segundos en una excelente posición.

➡ **¿Qué músculos trabajan?** ¡El gyrotonic es muy eficaz sobre todos los músculos glúteos! La intensidad del ejercicio aumenta gracias a la resistencia de los elásticos.

• **El step:** es un peldaño pequeño al que se sube y se baja al ritmo de una música desenfrenada. ¡Un ejercicio cardiovascular muy bueno!

➡ **¿Qué músculos trabajan?** Los tres músculos glúteos se combinan en un esfuerzo de moderado a intenso.

• **La natación con minialetas:** ¡este ejercicio cardiovascular es mágico para tener unas nalgas bonitas!

➡ **¿Qué músculos trabajan?** Los tres músculos glúteos son muy solicitados, y la resistencia de las aletas y del agua hace que el esfuerzo muscular sea todavía más apreciable.

• **El aquabiking:** se trata de pedalear en una bicicleta sumergida en el agua en la piscina (o en bañeras en algunos centros) en clases colectivas o sesiones individuales.

➡ **¿Qué músculos trabajan?** Toda la parte inferior del cuerpo: los glúteos, los cuádriceps, los isquiotibiales, las pantorrillas y los abdominales.

Para perfilar las nalgas, volverlas más tónicas, realzarlas...

Puedes hacer ejercicios para muscular los glúteos:
— con el peso del cuerpo, es decir, sin aparatos ni cargas adicionales;
— con pesas;
— con una barra, realizando sentadillas;
— con tobilleras lastradas;
— con una pelota de gimnasia (o swiss ball);
— con un aparato de musculación de cargas guiadas (bicicleta elíptica, stepper, remo).

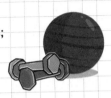

Después de cada una de las sesiones para obtener nalgas musculadas, no olvides estirar los glúteos después de haberlos contraído: los estiramientos favorecen una bonita definición muscular. También es posible muscular los glúteos utilizando un aparato de electroestimulación, pero atención, este método no sustituye a la actividad física.

Mis ejercicios de reforzamiento muscular cien por cien glúteos

Elimino las cartucheras y redibujo la zona lumbar

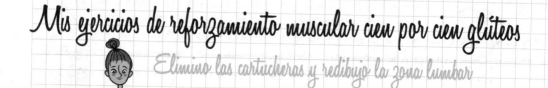

La apertura lateral

¿Cómo hacerlo? Colócate de perfil del lado izquierdo cerca de una silla, con las piernas juntas y extendidas, y la mano izquierda apoyada en el respaldo de la silla. Manteniendo las caderas de frente, eleva lateralmente la pierna derecha extendida a 10 cm del suelo. Debes iniciar el movimiento desde el exterior del muslo (no de la rodilla) y realizar elevaciones laterales.

¿Cómo respirar? Respira profundamente por la boca cada vez que la pierna se eleve hacia el lado.

¿Cuántas veces? Haz 3 series de 15 elevaciones por cada lado.

La parte inferior de la espalda

¿Cómo hacerlo? Sentada en el suelo, con las piernas flexionadas, coloca una pelota pequeña de plástico de unos 10 cm detrás de la espalda, que debe estar perfectamente recta. Las manos se encuentran sobre las rodillas. Procura no proyectar el cuerpo hacia delante y relaja la parte inferior de la espalda como para acercarte a la pelota; después vuelve a la posición inicial, estirando la parte inferior de la espalda, con los brazos extendidos.

¿Cómo respirar? Espira por la boca cuando la parte inferior de la espalda se estire.

¿Cuántas veces? Haz 3 series de 15 repeticiones.

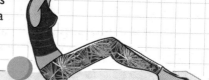

Atención: no te des impulso con la parte superior del cuerpo.

Batman sobre una pelota (swiss ball)

¿Cómo hacerlo? Colócate tumbada boca abajo sobre una pelota, tipo swiss ball. Apoya las manos en el suelo y sepáralas la anchura de los hombros delante de la pelota. Las piernas deben estar juntas y extendidas, con las puntas de los pies apoyadas en el suelo. En esta posición, con el vientre apoyado en la pelota, eleva las dos piernas al mismo tiempo, contrayendo los glúteos. Mantén la posición unos segundos.

¿Cómo respirar? Espira profundamente por la boca cuando eleves las dos piernas.

¿Cuántas veces? Haz 2 series de 15 repeticiones.

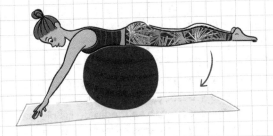

Las cartucheras: ¡una reserva de grasa ancestral!

Para las mujeres es realmente la zona más difícil de muscular, porque las cartucheras son constitucionales: en caso de embarazo y de hambruna, esta reserva adiposa permitiría tener una energía calórica suficiente para satisfacer las necesidades de un lactante. ¡Actualmente no corres el riesgo de morirte de hambre, pero esta zona energética de tu cuerpo sigue estando presente y su volumen persiste! Por lo tanto, es importante, para disminuirla, llevar una alimentación equilibrada y realizar una actividad física que sea a la vez cardiovascular y de reforzamiento muscular.

> **¡Muscúlate sin darte cuenta!!**
> Realiza el ejercicio de la parte inferior de la espalda (ver página anterior) cuando estés sentada y lo más a menudo posible.

¡Destápate la espalda!!

El vestido escotado por la espalda se utiliza cada vez más en nuestros días a causa del aspecto glamuroso y sexy que confiere cuando se lleva de manera asumida. El escote, muy tendencia, existe en varios modelos: profundo, cubierto de encaje, con tirantes cruzados en la espalda… El cuadrado lumbar, un músculo profundo que se encuentra justo por encima de las nalgas, es el responsable de la tonicidad de la zona lumbar. Si no es muy tónico y si eres demasiado comilona, está cubierto de grasa y crea un pequeño michelín feo a ambos lados de la parte inferior de la espalda. El cuadrado lumbar es una zona que con frecuencia olvidamos hacer trabajar, porque no se ve. ¡Ejercítalo a voluntad!

Adopta una buena postura sentada

Si quieres tener una bonita espalda, es muy importante que adoptes una buena postura cuando estés sentada. La espalda debe estar bien recta, aunque esté apoyada en el respaldo de la silla. No proyectes el vientre hacia delante. También puedes trabajar o hablar por teléfono sentada en una swiss ball, con la espalda siempre bien recta. La posición inestable debida a la movilidad de la pelota te obligará a movilizar los músculos abdominales y de la parte baja de la espalda. No olvides darte un masaje de vez en cuando o disfrutar de un masaje muy tónico, como el masaje sueco.

Relleno las nalgas y afino la parte posterior de las piernas

Flexión de la pierna hacia delante

¿Cómo hacerlo? De pie, coloca la pierna derecha extendida un metro por delante de la izquierda y después apóyate en la punta del pie izquierdo. Manteniendo el peso del cuerpo en medio de las piernas, flexiona la pierna derecha y la izquierda en ángulo recto hasta que la rodilla izquierda casi toque el suelo. Después, asciende lentamente.

¿Cómo respirar? Espira profundamente por la boca cada vez que la rodilla casi toque el suelo.

¿Cuántas veces? Haz 2 series de 2 repeticiones por cada lado.

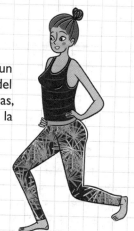

El puente sobre una swiss ball

¿Cómo hacerlo? Tumbada en el suelo, con los brazos a lo largo del cuerpo, coloca los pies separados la anchura de las caderas sobre una swiss ball. Las piernas deben estar flexionadas 90 grados.
Lentamente, eleva la pelvis lo más arriba que puedas sin doblar la espalda y después vuelve a descender hasta el suelo.

¿Cómo respirar? Espira profundamente por la boca cuando eleves la pelvis.

¿Cuántas veces? Haz este movimiento una decena de veces

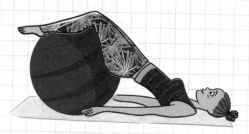

El plié con una pesa

¿Cómo hacerlo? Colócale de pie con las piernas extendidas y separadas un poco más que la anchura de las caderas y los pies abiertos (ver el ejercicio «El plié sobre una silla», p. 10). Sujeta una pesa de 1 a 2 kilos en las manos colocadas delante de ti. En esta posición, flexiona las piernas manteniendo la espalda bien recta y situando las rodillas en la vertical de los pies; después, asciende lentamente extendiendo las piernas.
Debes evitar desviar los pies hacia el interior y ascender demasiado rápidamente con una hiperextensión de las piernas.

¿Cómo respirar? Espira profundamente por la boca al subir.

¿Cuántas veces? Haz 3 series de 12 repeticiones.

El gato

¿Cómo hacerlo? De pie, con las piernas extendidas y separadas la anchura de las caderas, inclínate hacia delante y coloca las manos apoyadas en los muslos. En esta posición, redondea la espalda y después extiéndela hasta que quede plana llevando las nalgas hacia atrás. Finalmente, relaja totalmente la espalda hacia delante.

¿Cómo respirar? Respira profundamente por la boca cada vez que estires las nalgas hacia atrás.

Cuántas veces: Haz 3 series de 15 repeticiones.

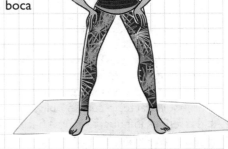

> **¡Muscúlate sin darte cuenta!**
> De vez en cuando, en una cola o en el metro, colócate de puntillas mientras contraes las nalgas y después regresa a la posición inicial, con los pies bien apoyados.

¡El mito de los glúteos está en Brasil!

El *bumbum* (apodo que se da a las nalgas) seguramente es la parte del cuerpo que más preocupa a las mujeres *cariocas* (los habitantes de Río) y *paulistas* (los habitantes de São Paulo). ¡La belleza de las nalgas es una preocupación nacional en Brasil!

Allí, la *Academia* es el equivalente de nuestros gimnasios, pero con un aspecto más social. Las brasileñas acuden a menudo para cuidar de su cuerpo, sobre todo de sus nalgas, ¡pero también pasa pasar un rato en buena compañía! Todos los días se dirigen a su *Academia* para hacer una sesión de abdominales y glúteos. Al salir, se toman un batido con muchas proteínas para reforzar su musculatura. No las envidies demasiado: los criterios estéticos de un bonito *bumbum* no son los mismos que en nuestro país: ¡allí tiene que ser espectacular, mientras que entre nosotros solo tiene que ser sexy!

Date un masaje en la parte posterior de las piernas

Para un masaje a la vez relajante y realmente drenante, túmbate en la cama. Colócate un poco de crema reafirmante en las manos y caliéntala frotando una mano contra la otra. Levanta una pierna hasta la vertical y masajéala desde el tobillo hasta la nalga mediante roces tónicos, con una mano después de la otra. Date este masaje antes de acostarte para favorecer el drenaje durante la noche.

Realzo y tonifico las nalgas

Las sentadillas

¿Cómo hacerlo?

Colócate de pie, con las piernas extendidas y separadas la anchura de las caderas, y los brazos relajados a lo largo del cuerpo. Flexiona las dos piernas, dirigiendo las nalgas hacia atrás. Al mismo tiempo, extiende los brazos hacia delante con los pulgares entrecruzados. Durante el descenso, apoya el peso del cuerpo en los talones, no en la punta de los pies (por lo tanto, debes poder mover los dedos de los pies). Alinea los pies con las rodillas, que no deben superar la punta de los pies.

Aprieta la cintura abdominal y abomba el torso, para no desequilibrarte, lo cual te obligaría a adoptar una mala postura para no caerte.

AL descender, impulsa las nalgas hacia atrás y no hacia abajo.

¿Cómo respirar? Espira profundamente por la boca al bajar.

¿Cuántas veces? Haz 3 series de 8 sentadillas.

El decúbito ventral

¿Cómo hacerlo?

Túmbate boca abajo, con las piernas juntas y extendidas, las manos bajo la frente y los codos hacia el exterior. Apoyando bien las dos caderas en el suelo, levanta la pierna izquierda unos centímetros y realiza pequeñas subidas y bajadas de poca amplitud en vertical.

¿Cómo respirar? Espira profundamente por la boca cuando eleves la pierna extendida.

¿Cuántas veces? Haz 3 series de 10 elevaciones por cada lado.

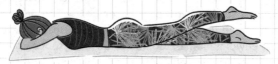

¿Cómo colocarte bien durante estos ejercicios?

- ✔ Procura siempre que tu centro de gravedad esté correctamente situado (el indicado en la descripción del ejercicio).
- ✔ Espira por la boca en el momento del esfuerzo cuando trabajes en series.
- ✔ Si el ejercicio se realiza de pie, procura que los pies estén bien apoyados y fijos en el suelo.
- ✔ La espalda debe estar siempre bien recta.
- ✔ La cabeza debe encontrarse en la prolongación natural de la columna vertebral.
- ✔ Los movimientos deben ser fluidos.

El 3D

¿Cómo hacerlo?

Colócate de pie y de perfil cerca de una pared, con las piernas juntas y extendidas. Apoya la mano izquierda en la pared, con el brazo extendido. Flexiona la pierna derecha a 90 grados manteniendo el pie relajado. Haz 10 elevaciones de la rodilla hacia el pecho, con la espalda bien recta.

Después, abre la rodilla hacia fuera y, con las caderas bien de frente, realiza 10 elevaciones de la rodilla hacia el lado.

¿Cómo respirar? Espira profundamente por la boca cada vez que eleves la rodilla.

¿Cuántas veces? Haz 3 series de 15 repeticiones por cada lado.

> **¿Los retos de Facebook? ¡Inútiles!**
> El «reto de 30 días de sentadillas» ha sido uno de los retos más seguidos en Facebook estos últimos años, con el objetivo de conseguir unas magníficas nalgas en solamente 30 días. ¡Pero cuidado con este tipo de retos! El número de repeticiones es muy importante y requiere una condición física acorde con este esfuerzo. El reto es muy competitivo; por lo tanto, corres el riesgo de hacerte daño. ¡No es en absoluto necesario que te pases todo el día haciendo abdominales y glúteos para que tu musculatura se desarrolle! Como en una dieta de adelgazamiento, es más importante trabajar progresivamente para no sufrir daños físicos… ¡o una pérdida de motivación!

La patada hacia atrás con o sin elástico

¿Cómo hacerlo?

Colócate en el suelo, a cuatro patas. Apoya bien el peso del cuerpo entre los brazos y las piernas (ni demasiado hacia delante ni demasiado hacia atrás). En esta posición, extiende la pierna izquierda hacia atrás, con la punta del pie mirando el suelo. Lentamente, siempre manteniendo las caderas frente al suelo y sin arquear la espalda, levanta la pierna un poco más arriba que el nivel de las caderas.

También puedes realizar este ejercicio colocando el pie en una banda elástica sujeta bajo las manos.

¿Cómo respirar? Espira profundamente por la boca cuando eleves la pierna.

¿Cuántas veces? Haz 3 series de 15 repeticiones por cada lado.

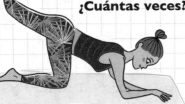

> **¡Muscúlate sin darte cuenta!**
> Camina realizando siempre una extensión completa de la pierna posterior antes de llevarla hacia delante. Esta extensión te permitirá hacer trabajar al máximo los glúteos en el ejercicio de la marcha.

ACTIVIDADES FÍSICAS: 2.ª SEMANA

Test: ¡los glúteos también tienen algo que decir!

¡Los músculos glúteos tienen un vocabulario propio! Los ejercicios llevan nombres que todos los aficionados a las sesiones de abdominales y glúteos conocen. Dado que, en este estadio, casi te has convertido en una profesional, ha llegado el momento de que compruebes si dominas este vocabulario.

1. ¿Qué es una sentadilla?

▲ Un ejercicio mal realizado.

■ Un ejercicio para los glúteos que consiste en una flexión de las piernas.

● Un ejercicio puramente abdominal.

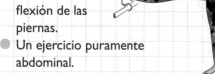

2. ¿Qué es un plié?

▲ Es una figura de gimnasia rítmica.

■ Es un ejercicio técnico parecido a la danza clásica.

● Es un accesorio de gimnasia.

3. ¿Qué es un ejercicio aductor?

▲ Un ejercicio de musculación del cuerpo.

■ Un ejercicio de musculación que acerca un segmento muscular al centro del cuerpo.

● Una máquina de musculación.

4. ¿Qué es un ejercicio abductor?

▲ Un ejercicio de musculación de la parte inferior del cuerpo.

■ Un ejercicio de musculación que aleja un segmento muscular del centro del cuerpo.

● Un ejercicio de gran amplitud.

5. ¿Qué es el paso del patinador?

▲ Un accesorio que permite deslizarse.

■ El movimiento que hacen las piernas cuando se patina con unos patines en línea.

● El nombre de un equipo de hockey sobre hielo.

6. El glúteo medio es un músculo...

▲ Profundo.

■ Superficial.

● Involuntario.

7. El trasero más famoso de Hollywood es el de...

▲ Sharon Stone.

■ Jennifer Lopez.

● Jennifer Lawrence.

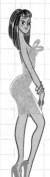

8. El trasero más famoso de la telerrealidad es el de...

▲ Paris Hilton.

■ Loana.

● Kim Kardashian.

9. ¿Cuál es el ejercicio más completo para muscular las nalgas?

▲ La flexión de la pierna hacia delante, llamado «posición del caballero andante».

■ El batman.

● Las sentadillas.

REDIBUJO LAS NALGAS EN FUNCIÓN DE MIS OBJETIVOS

10. El accesorio más utilizado para intensificar el trabajo de los glúteos es...

▲ La pesa.
■ La banda elástica.
● La tobillera lastrada.

11. El aparato de musculación guiado más utilizado es...

▲ El Press.
■ El Butterfly.
● La barra.

12. El aparato de ejercicios cardiovasculares más utilizado es...

▲ La bicicleta elíptica.
■ El remo.
● La cinta para correr.

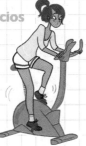

13. ¿Cuál es el movimiento más eficaz para eliminar las cartucheras?

▲ La abducción.
■ La aducción.
● La flexión.

14. La práctica con patines en línea muscula...

▲ Los brazos.
■ El glúteo menor y el mayor.
● Los abdominales.

15. Durante un ejercicio especial de abdominales y glúteos, la zona lumbar debe...

▲ Muscularse en contracción.
■ Estirarse.
● Mantenerse en reposo.

Respuestas:

1.■ ; 2.■ ; 3.■ ; 4.■ ; 5.■ ; 6.■ ; 7.■ ; 8.● ; 9.● ; 10.● ; 11.▲ ; 12.▲ ; 13.▲ ; 14.■ ; 15.■.

Las sentadillas se encuentran entre los mejores ejercicios para muscular las nalgas, porque es un movimiento funcional completo que, si se ejecuta bien, hace trabajar a un máximo de músculos de la parte inferior del cuerpo, a la vez que ejercita también la cintura abdominal.

El Press es una máquina de musculación compuesta por dos almohadillas que hay que levantar con la fuerza de las piernas. Tumbada boca abajo, pasas las piernas por debajo de las almohadillas y después, flexionando las piernas, diriges las almohadillas hacia ti. ¡Un trabajo muscular esencialmente debido a la contracción de los glúteos!

El Butterfly es un aparato de musculación formado por dos almohadillas colocadas a ambos lados de un banco. El interés de este aparato es crear una abducción: en posición sentada, tienes que empujar las almohadillas con la fuerza de las piernas haciendo trabajar los glúteos.

ACTIVIDADES FÍSICAS: 2.ª SEMANA

2.ª semana

Nutrición: controlo mi alimentación en función de mi biomorfología

Todas tenemos una forma física que se dibuja desde nuestra más tierna edad. Por ejemplo, algunas chicas son menudas, con poco pecho y una cintura fina, pero con unas caderas más bien anchas, mientras que otras son longilíneas y no tienen la cintura muy marcada. Estas diferencias hacen que no acumulemos los kilos en el mismo lugar. Nuestra musculatura también varía en función de nuestro perfil. Por lo tanto, la alimentación debe adaptarse a nuestra forma física.

Si aumentas de peso muy fácilmente en el conjunto del cuerpo, debes controlar el azúcar en tu alimentación. En cambio, si eres más bien menuda, deberás consumir buenas proteínas para optimizar la masa muscular. ¡Cada una tiene sus fuerzas y sus pequeñas debilidades, que todas podemos mejorar fácilmente!

¿Cuál es tu biomorfología?

Existen cuatro biomorfologías. Naturalmente, puedes reconocerte en más de una de ellas, pero seguro que te identificas mejor con una tipología dominante en particular.

La tipología linfática

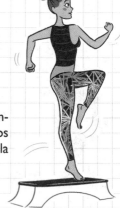

→ **Eres más bien baja y tienes unos buenos diez kilos de más. Retienes fácilmente el agua, sobre todo en la parte inferior del cuerpo: piernas, muslos, nalgas y vientre.**

Eres una glotona y, cuando estás cansada o tienes necesidad de compensar, te diriges prioritariamente hacia los alimentos feculentos y los alimentos dulces. Esta tendencia aumenta la sobrecarga de peso y la retención de líquido en los tejidos.

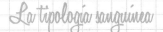

Para adelgazar más y con mayor rapidez, procura:
– renunciar al picoteo de productos dulces y al consumo de refrescos;
– evitar los alimentos demasiado ricos en sal (no más de 6 g al día) ;
– realizar una actividad física cardiovascular (marcha activa, running, danza…) que te permita eliminar las toxinas y el excedente de agua acumulados en tu organismo.

La tipología sanguínea

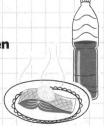

Eres de una constitución bastante robusta y bien fornida. Sin embargo, tienes tendencia al sobrepeso.
Tu sistema cardiovascular puede funcionar bastante lentamente, en especial en las piernas. Los problemas circulatorios pueden ser importantes. Si tienes celulitis, se deberá más bien a una mala circulación sanguínea, y la piel tendrá tendencia a la flacidez.

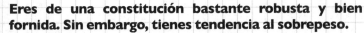

Para adelgazar más y con mayor rapidez, procura:
– tener una alimentación que sea rica en fibra (fruta, verdura, sopa) y en proteínas poco calóricas;
– consumir aceites y pescado ricos en omega-3, como el aceite de colza o de nuez, el atún, el salmón, el bacalao y la sardina. En efecto, estos alimentos son muy beneficiosos para la circulación sanguínea;
– evitar el picoteo de productos demasiado dulces o demasiado grasos;
– beber al menos 1 litro de agua al día;
– practicar al menos dos veces a la semana una actividad cardiovascular que active la circulación sanguínea de las nalgas, las piernas y los muslos (la natación con aletas, el running, el step, la bicicleta elíptica…).

La tipología biliar

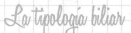

Tienes un cuerpo bastante largo muy armonioso. Tu cintura está bien marcada y estás bien proporcionada. No tienes problemas circulatorios en la parte inferior del cuerpo.
Tu punto débil se encuentra en la esfera digestiva intestinal, con una facilidad para el estreñimiento que puede provocar una celulitis localizada en la zona de las cartucheras. A veces, esta zona incluso es dolorosa a la palpación.

Para adelgazar más y con mayor rapidez, procura:
– tener una alimentación rica en fibra y en productos fermentados (kéfir, yogur);

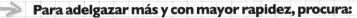

– beber regularmente tisanas digestivas a base de semillas de hinojo o anís estrellado (badiana);

– evitar los platos con salsa, que te cuesta digerir;

– realizar una actividad física relajante después de comer para facilitar la digestión, como un paseo de unos minutos;

– masajearte regularmente el vientre para favorecer el tránsito intestinal;

– practicar la respiración profunda (inspira profundamente por la nariz hinchando el vientre al máximo y espira por la boca al mismo ritmo; hazlo cinco o seis veces seguidas antes de acostarte);

– efectúa actividades físicas que ejerciten especialmente el vientre, como la zumba, el pilates, el yoga…

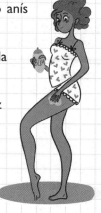

La tipología nerviosa

Eres longilínea, de porte elegante, delgada, a veces flaca. Quemas muy rápidamente las calorías para proporcionar al cuerpo la energía que necesita y responder a sus necesidades de acción. El estrés forma parte integrante de tu forma de vida.

Esta hiperactividad predispone a las oxidaciones repetidas, que pueden provocar una flacidez de la piel. Aunque estés bastante delgada, tu masa muscular no forzosamente es muy tónica. La parte inferior del cuerpo no es demasiado musculosa, y las nalgas incluso son planas.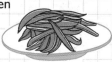

Para adelgazar más y con mayor rapidez, procura:

– tener una alimentación rica en antioxidantes, que encontrarás en la fruta y la verdura, pero también rica el oligoelementos (magnesio, selenio, hierro y calcio), que encontrarás en los frutos secos, la verdura, los productos lácteos, la carne…;

– consumir alimentos con muchas proteínas para optimizar la masa muscular;

– realizar actividades físicas de reforzamiento muscular para la parte inferior del cuerpo (gimnasia con elásticos, step, natación con aletas…);

– efectuar una actividad física relajante una vez a la semana (estiramientos, taichí, yoga);

– comer a horas regulares, respetando una proporción adecuada de proteínas, glúcidos, fibra y lípidos.

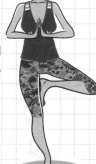

Sea cual sea tu tipología, es importante tener una alimentación equilibrada y realizar una actividad física regular porque, con el paso del tiempo, los defectos relacionados con tu tipología se reforzarán, sobre todo si te descuidas… ¡Por lo tanto, empieza lo más pronto posible!

CONTROLO MI ALIMENTACIÓN EN FUNCIÓN DE MI BIOMORFOLOGÍA

Dos minutos en la boca…, ¡toda la vida en las nalgas!

Si quieres tener unas bonitas nalgas, tienes que esforzarte mucho por evitar determinados alimentos, simplemente porque su valor calórico es muy importante, su densidad nutricional no tiene mucho interés, o porque son realmente demasiado ricos en grasa, sal y azúcar. Es cierto, son buenos y tienen buen sabor…, ¡pero eso es todo! Si no los quemas gracias a una actividad física intensa, se transformarán en grasa y se alojarán en los adipocitos que tenemos en las nalgas, los muslos y el vientre.

Las necesidades medias de una mujer giran alrededor de las 2000 calorías al día. Sabiendo que **algunos alimentos pueden aportar hasta 600 calorías, estos son los alimentos muy (¡demasiado!) ricos que debes evitar absolutamente consumir** si estás en una óptica de **dieta alimentaria.** Por lo tanto, debes aprender a decir no para poder ponerte siempre tus mejores pantalones…

En el desayuno

En cuanto a los pasteles, huyo de:

X Los gofres
X Los barquillos rellenos
X Las madalenas
X El pan de especias
X La bollería
X El pastel de almendras
X Las pastas industrializadas

 ¿Por qué? No solamente son demasiado dulces y demasiado grasos; además tienen un índice glucémico elevado. Te saciarán durante muy poco tiempo.

En cuanto a los productos lácteos y similares, evito a toda costa:

X La leche entera en polvo
X La margarina
X La mantequilla
X La nata fresca entera

 ¿Por qué? Todos estos alimentos son muy ricos en grasas saturadas, que aumentan los valores del colesterol malo.

Atención a los falsos amigos, como:

X El beicon
X Los huevos

 ¿Por qué? El beicon tiene un aspecto seco, ¡pero es graso! En cuanto a los huevos, no consumas más de dos a la semana, porque la yema aumenta los valores del colesterol malo.

Siempre me salto las carnes como:

× Las tripas de cerdo y ternera
× El costillar de cerdo
× La carne de salchichas
× El solomillo
× El tocino ahumado
× Las salchichas merguez
× El hueso con tuétano

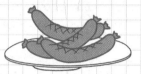

¿Por qué? ¡Todas estas carnes, aunque son suculentas, realmente son demasiado ricas en grasa!

En cuanto a las aves de corral, evito:

× La oca
× La gallina
× El capón

¿Por qué? Estas carnes también son demasiado grasas.

Huyo de algunos preparados de pescado, como:

× Los huevos de pescado
× El pescado en aceite
× El pescado ahumado (sobre todo la anguila ahumada)
× El pescado seco (sobre todo el bacalao seco)
× El pescado frito

¿Por qué? Estos preparados concentran demasiada sal y lípidos.

En cuanto a las verduras, evito:

× El aguacate
× Las cremas de verduras
× Las alubias
× La sopa de lentejas
× El maíz en granos
× Los guisantes majados
× Las patatas fritas

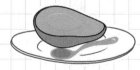

¿Por qué? Algunas de estas verduras son ricas en grasa (como el aguacate) o en azúcares. Las frituras, por su parte, son una fuente demasiado importante de grasas saturadas.

En el aperitivo

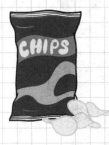

Continúo diciendo no a:

X Las patatas chips (sobre todo los Chipster®)
X Los miniquiches
X Los anacardos
X Los pistachos

➤ **¿Por qué?** Estos productos son demasiado ricos en sal y en lípidos.

En la cena

En cuanto a las bebidas, no me tomo ni una gota de:

X Coñac
X Moscatel
X Ponche
X Ron
X Whisky

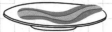

➤ **¿Por qué?** ¡Estas bebidas alcohólicas contienen demasiados azúcares y son muy calóricas! Es mejor que optes, si te apetece, por un vaso de vino tinto, que tiene muchos menos azúcares y, por lo tanto, calorías (unas 100 kcal por vaso).

Para el queso, paso de largo del:

X Beaufort
X Boursin®
X Comté
X Emmental
X Gorgonzola
X Parmesano

➤ **¿Por qué?** No porque sean secos, como el comté o el parmesano, que son menos grasos…, ¡al contrario!

En los postres… puedes olvidarte de:

X Todos los pasteles tipo corona París-Brest, pastel de chocolate, crepes de chocolate, postre a base de pasta hojaldre o frutos secos.

➤ **¿Por qué?** ¡Estos postres tienen demasiado azúcar y demasiada grasa!

NUTRICIÓN: 2.ª SEMANA

Para unos músculos voluminosos, proteínas de calidad

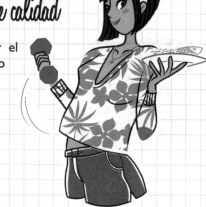

Para aumentar la masa muscular, es necesario aumentar el consumo de proteínas. Utilizamos una media de 0,8 g por kilo y por día (es decir, 48 g al día para una mujer de 60 kg). Si el consumo es inferior a las necesidades, el organismo utiliza sus propias reservas y la masa muscular se funde. Resultado: ¡las nalgas, los muslos y el vientre ya no tienen esas bonitas curvas que tanto te gustan!

¡Consume las mejores proteínas!

Las proteínas contienen **aminoácidos,** indispensables para nuestro organismo, y también tienen la particularidad de reconstituir la masa muscular. Existen ocho aminoácidos esenciales que no podemos fabricar, y, si falta alguno de estos ocho, toda nuestra fisiología se ve alterada. Las proteínas animales son de muy buena calidad y se utilizan directamente para la construcción muscular, mientras que la mayoría de las proteínas vegetales son carenciales en uno o dos aminoácidos esenciales. Por este motivo, es muy importante variar la alimentación y consumir al menos dos raciones de proteínas de origen diferente cada día. ¡Estos son los alimentos que conviene consumir regularmente para una dieta sin carencias!

Las carnes de carnicería

Son muy ricas en proteínas de origen animal fácilmente asimilables por el organismo, contienen hierro llamado «hémico» (bien absorbido) y son ricas en fósforo y en potasio, así como en vitamina B12. El solomillo de cerdo asado, el rosbif asado, el solomillo de buey asado y el filete de ternera aportan también más del 28% de proteínas. Algunas carnes son especialmente magras y ricas en proteínas, como el jamón cocido, el hígado de becerra, el filete de ternera, el lomo de cerdo, el rosbif y el solomillo de buey tienen menos de 6 g de materia grasa por 100 g y un contenido muy superior a 20 g de proteínas por 100 g.

Las semillas de girasol

Además de ser una excelente fuente de proteínas, estas semillas están llenas de nutrientes excelentes para los bíceps, como la vitamina E, un antioxidante que puede impedir los daños de los radicales libres generados por el ejercicio. Pero atención, consume las semillas en pequeña cantidad, ¡un puñadito!

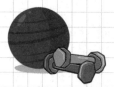

La caballa

Los omega-3 son buenos para los músculos, sobre todo si proceden de la grasa del pescado. Reducen la disminución de los aportes de proteínas causada por el ejercicio. Para construir músculo, hay que almacenar nuevas proteínas más rápidamente de lo que el cuerpo tarda en quemarlas. La caballa es uno de los pescados más ricos en omega-3.

La soja

Nada que ver con los brotes de judías mungo, que se llaman por error «brotes de soja»… La auténtica soja es una de las mejores fuentes de proteínas vegetales que existen. Es pobre en grasa y contiene todos los aminoácidos esenciales para el desarrollo de los músculos.

La levadura de cerveza

La levadura de cerveza es un complemento alimentario muy utilizado por sus cualidades nutricionales y terapéuticas. En efecto, aporta numerosos nutrientes, que van de las proteínas a los minerales, pasando por las vitaminas del grupo B. Se recomienda en caso de fatiga y de infección para recuperar el organismo. Puedes consumirla en copos añadidos al yogur, la ensalada, la sopa…

Los huevos

Además de contener todos los aminoácidos esenciales para la construcción y la reparación de los músculos, la yema de huevo es rica en vitamina D, necesaria para la buena salud de los tejidos musculares. Unos perfectos campeones para el desayuno, siempre que no los comas todos los días: 3 o 4 huevos a la semana bastan.

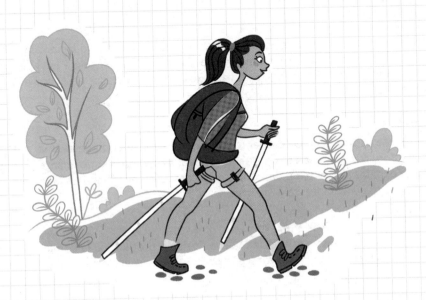

El buey

¡Nada mejor para los músculos que las proteínas de buey! La carne de
buey es rica en creatina, aumenta la masa muscular, reduce la grasa
y mejora la resistencia. ¡No te prives de ella!

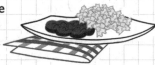

La leche entera

Un vaso de leche entera es rico en ácido linoleico, que funde las grasas y
conserva los músculos. Pero atención, también es rico en calorías. ¡No hay
que beber leche todo el día!

La quinoa

Olvídate de los alimentos feculentos habituales y opta por la quinoa. Esta
semilla originaria de Perú es una de las escasas fuentes vegetales de proteínas
completas. En otras palabras, contiene todos los aminoácidos necesarios para el cuerpo, sin la
grasa de las proteínas animales.

El pavo

La carne de pavo contiene glutamina, un aminoácido que se encuentra en los tejidos musculares. La glutamina facilita la síntesis de las proteínas y, por lo tanto, aumenta la masa muscular.
Además, el pavo es también una carne magra.

El yogur con probióticos

Los probióticos aumentan el número de bacterias beneficiosas para el intestino.
Es bueno para la digestión de las proteínas, así como para la absorción de otros
nutrientes importantes para los músculos.

El requesón

Este queso, amigo de la pizza, se fabrica a base de proteínas de suero lácteo, un alimento rico
en aminoácidos que potencia el crecimiento de los músculos. Añádelo a los huevos revueltos
para una tortilla, utilízalo en lugar de la mantequilla en las tostadas de la mañana o mézclalo
con fruta fresca…

La espirulina

¡Esta alga verde es una mina de nutrientes! El alga verde está compuesta por
un 65% de proteínas y también es una fuente de betacaroteno, un antioxidante
importante para la recuperación de los músculos después del esfuerzo. Añade
un poco al zumo de fruta fresca de la mañana.

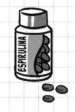

La mantequilla de almendras

La mantequilla de almendras añade una buena dosis de proteínas a la comida. Es muy rica en
magnesio, un oligoelemento que favorece la contracción muscular durante el esfuerzo.

El germen de trigo

El germen de trigo es un alimento muy rico. Gracias a su elevado contenido en cromo, mejora la absorción de los glúcidos por las células musculares. Resultado: energía suplementaria para optimizar la eficacia de la sesión de ejercicio. El germen de trigo también es rico en arginina, un aminoácido necesario para la producción de monóxido de nitrógeno, que aumenta la circulación de la sangre en los músculos.

Los crustáceos y los moluscos

Langostinos, gambas, mejillones, cangrejos o caracoles son alimentos de muy buena calidad nutricional, ricos en proteínas (21%) y muy pobres en grasa (menos del 3% de lípidos, representados por los omega-3, grasas insaturadas). Una ración de 100 g de pescado (o de carne) equivale a 18 ostras, en términos de proteínas ingeridas.

Las semillas germinadas

Son muy ricas en proteínas, pero también en lípidos y en vitamina E. Las semillas de trigo contienen alrededor de un 11% de proteínas, entre ellas un 90% de gluten. Este grupo alimentario aporta principalmente glúcidos complejos y fibra, pero también participa en el complemento de la ración de proteínas vegetales.

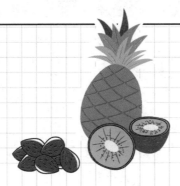

¡Atención al consumo de proteínas por la noche!

Se recomienda reducir el consumo de proteínas en la comida de la noche, muy especialmente para las personas que tienen tendencia al insomnio. Una comida demasiado rica en proteínas aumenta la producción de dopamina, un neurotransmisor que interviene en la motricidad y, por lo tanto, en la excitabilidad… En cambio, se recomiendan las proteínas en el desayuno y el almuerzo. Atención también al «todo proteínas» (como en la dieta Dukan), porque el consumo de proteínas debe equilibrarse con los lípidos, la fibra y los azúcares. Las proteínas son difíciles de digerir (en el estómago) y requieren una gran participación de los riñones.

Como según mis pequeños defectos físicos

Soy delgada y tengo las nalgas realmente demasiado planas

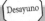 **Tu prioridad:** es muy importante que comas regularmente y te tomes tu tiempo (al menos 3 comidas al día) y que consumas alimentos ricos en proteínas.

Desayuno

- Té o café
- 1 huevo pasado por agua
- 1 loncha de jamón cocido
- 1 rebanada de pan integral con 10 g de mantequilla
- 1 fruta de temporada (kiwi, frambuesas, naranja…)
- 6 almendras crudas

Almuerzo

- 150 g de fideos + 1 cucharadita de aceite de oliva
- 150 g de trigo duro cocido al vapor y mezclado con 100 g de tomate triturado + 2 chalotas cortadas + hierbas provenzales
- Queso blanco con un 20% de MG
- 1 manzana

Merienda

- 1 torta de arroz
- 1 ensalada de fruta

Cena

- 150 g de tofu firme en dados rehogado con aceite de oliva
- 1 buen puñado de champiñones
- 3 cucharadas de guisantes
- 4 cucharadas de arroz blanco cocido
- 1 cucharada de salsa de soja
- 2 petits-suisses naturales con 1 plátano

Tengo que perder 8 kilos y las nalgas y las caderas están llenas de grasa

Tu prioridad: consume menos alimentos grasos y dulces para disminuir el aporte calórico y perder peso. Come alimentos que contengan fibra para favorecer el tránsito intestinal.

Desayuno

- 1 tisana drenante o 1 café
- 1 huevo de gallina
- 2 rebanadas pequeñas (20 g cada una) de pan de centeno tostado
- 1 queso blanco con un 0% de MG
- 1 kiwi

Almuerzo

- 120 g de filete de bacalao cocido al vapor
- Para la salsa, mezcla 3 cucharaditas de nata fresca con un 5% de MG + 1 cucharadita de zumo de limón + cebollino picado
- 150 g de patatas en rodajas + brócoli rehogados en 1 cucharadita de aceite de oliva
- 1 yogur de fruta con un 0% de MG

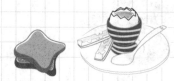

Merienda

- 1 pera
- 1 tisana drenante

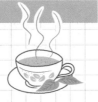

Cena

- 1 ensalada compuesta de hojas de lechuga iceberg + 2 cucharadas de maíz + 50 g de pasta cocida tipo farfalle + 2 huevos duros cortados a cuartos + 1 tallo de palmito + 1 cucharadita de aceite de oliva + un poco de vinagre + 1 chalota picada
- 1 dulce con soja natural

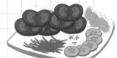

Tengo cartucheras, pero soy delgada en el resto del cuerpo

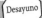

Tu prioridad: es importante para ti que drenes el agua y las toxinas fuera de los tejidos, optimizando la eliminación del agua de tu organismo.

Desayuno

- 1 café o 1 té
- 1 rebanada de pan de cereales tostada
- 10 g de de mantequilla
- 1 compota de fruta (manzana o pera)

Almuerzo

- 2 pechugas de pollo
  + 2 tomates grandes cocidos al horno

Merienda

- 1 café o 1 tisana drenante
- 1 rebanada de pan de cereales tostada

Cena

- 1 plato de verdura cocida
- 100 g de quinoa
- 1 rebanada de pan
- 30 g de queso de cabra
- 2 manzanas

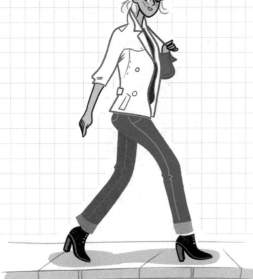

Tengo la parte inferior del cuerpo a partir de las caderas gruesa y muy rellena

Tu prioridad: evita comer con demasiada sal (no más de 6 g de sal al día) y elimina los alimentos demasiado grasos y demasiado dulces.

Desayuno

- 1 té o 1 café sin azúcar
- 1 rebanada de pan tostado
- 1 loncha de jamón cocido sin piel
- 150 g de fruta de temporada

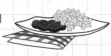

Almuerzo

- 200 g judías verdes o lentejas + 1 patata (200 g)
- 150 g de de buey asado + 1 plato de ensalada
- 1 rebanada de pan integral
- 1 kiwi

Merienda

- 1 torta de arroz

Cena

- 200 g sopa de fideos
  O una tortilla o 2 huevos
- 1 lenguado asado
  O 1 filete de bacalao
- 1 rebanada de pan integral
- 1 yogur con un 0% de MG

Engordo por todas partes y a mis nalgas les falta tonicidad

Tu prioridad: debes favorecer el consumo de proteínas, respetando a la vez una alimentación poco calórica (1500 kcal/día durante unas semanas para perder peso).

Desayuno

- 1 huevo pasado por agua con una loncha de jamón magro sin piel
- 1 rebanada de pan integral

Almuerzo

- 100 g de calamar cocinado en su tinta con hierbas + 150 g de ensalada mixta con cebolla, pepino, lechuga, tomate…
- 150 g de pollo asado
- 1 rebanada de pan integral
- 200 g de fruta de temporada

Cena

- 150 g de caldo (de buey)
- 150 g un surtido de verduras hervidas: espinacas, zanahorias…
- 150 g de lenguado
- 1 rebanada de pan tostado
- 30 g de queso fresco de cabra a las hierbas

3.ª semana

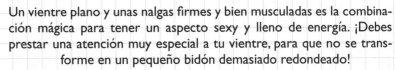

Actividades físicas: ¡un vientre sexy según mis objetivos!

Un vientre plano y unas nalgas firmes y bien musculadas es la combinación mágica para tener un aspecto sexy y lleno de energía. ¡Debes prestar una atención muy especial a tu vientre, para que no se transforme en un pequeño bidón demasiado redondeado!

1. Debes muscular la parte inferior de la espalda: si está demasiado arqueada, el centro de gravedad se desplazará y el vientre se proyectará hacia delante. ¡Por lo tanto, se imponen unas sesiones de musculación!

2. Después, tienes que trabajar todos los músculos de la cintura abdominal: los que estabilizan bien la parte inferior del cuerpo y los que se trabajan para tener un vientre más escultural, como las deportistas…

3. Realiza asiduamente una actividad cardiovascular, para quemar las grasas y drenar las toxinas: danza, natación, boxeo, running, marcha activa, aquabiking…

4. Al mismo tiempo, continúa controlando la alimentación: sin demasiado azúcar, sin demasiada grasa, pero con mucha fibra para facilitar el tránsito intestinal y con unas buenas proteínas para optimizar la masa muscular.

5. Si tienes hijos y eres muy activa, quizá tendrás la tentación de no realizar tu actividad física por falta de tiempo… No olvides que, además de tener un bonito cuerpo, este paréntesis «solo para ti» te recargará de energía y te relajará. Haz saber a tu familia que cada semana te tomarás 2 sesiones de 2 horas para practicar tu actividad. Si trabajas, haz un verdadero descanso a mediodía para realizar una sesión de fitness o de yoga… ¡Sin olvidarte de almorzar de forma equilibrada!

¡El vientre, una auténtica faja natural!

La cintura abdominal está compuesta por cuatro grupos de músculos muy potentes: el transverso, los dos oblicuos (externo e interno) y el recto anterior del abdomen. Cada uno de ellos realiza un movimiento diferente (inclinación, flexión y rotación). Se insertan en las costillas y ocupan un lugar muy concreto: de la capa más profunda (muy cerca de la columna vertebral) para el transverso a la capa más superficial (muy cerca de la piel) para el recto anterior.

De lo más profundo a lo más superficial

La doctora Bernadette Gasquet, conocida por su método de parto y de rehabilitación posnatal, compara cada uno de estos músculos con un «accesorio de ropa».

1 El músculo transverso representa la «faja», su parte inferior eleva las vísceras en el interior de la cintura abdominal. Es el músculo más profundo del conjunto de los abdominales. Sus fibras están situadas en sentido horizontal, y cuando se contraen, reducen el diámetro de la región abdominal («vientre hacia dentro»). ¡Es el músculo que hay que tonificar para tener un vientre plano!

2 Los oblicuos internos (a ambos lados) son, junto con los oblicuos externos, el «corsé» del abdomen. Estos músculos obligan a enderezar el busto y favorecen un bonito pecho alto. Están situados por encima del transverso. A modo de abanico, sus fibras permiten unilateralmente la inclinación del tronco y la rotación hacia los lados.

3 Los oblicuos externos (a ambos lados) representan también una parte del «corsé», cubren la parte anterior y lateral del abdomen. Sus fibras oblicuas realizan el movimiento de inclinación lateral hacia el mismo lado o en rotación hacia el lado opuesto. Cuando se contraen los dos lados al mismo tiempo, estos músculos flexionan el tronco.

4 Los rectos anteriores son como los «tirantes», cuya parte posterior serían los músculos dorsales anchos. Son músculos que se extienden verticalmente sobre la aponeurosis de los otros tres músculos del abdomen. Son los flexores del tronco. Es tan importante reforzar los rectos anteriores como los músculos de la espalda.

> **En resumen:** si tuviéramos que comparar la cintura abdominal con un barco, el transverso sería el mástil y los otros tres músculos, las velas. El transverso debe reforzarse para sostener toda la cintura abdominal y proteger los órganos. Los demás músculos también deben ser tónicos y musculosos para sublimar el aspecto «perfilado» del vientre.

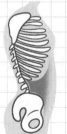
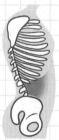
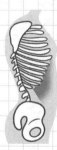
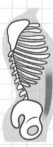

1   2   3   4

Test: dirías que tu vientre se parece a...

Un estómago un poco prominente, una cintura demasiado recta, una parte inferior del vientre demasiado fofa... ¡Cada una de nosotras tiene su pequeño defecto estético! Gracias a este pequeño test, descubrirás el que te preocupa más y podrás orientar todavía mejor tu programa de actividad física y alimentaria, ¡para obtener mejores resultados!

Cuando te quejas de tu vientre (dolor, molestia, incomodidad)...

▲ Señalas sistemáticamente la cintura.
■ Señalas la parte inferior del vientre.
● ¡Acusas al estómago!
✤ Te pasas la mano por el conjunto del vientre.

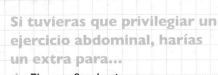

Si tuvieras que privilegiar un ejercicio abdominal, harías un extra para...

▲ El que afina la cintura.
■ El que refuerza la parte inferior del vientre.
● El que perfila la parte superior del vientre.
✤ El 100% completo.

Cuando te pones unos vaqueros...

▲ Consigues cerrar la cremallera, ¡pero se forman michelines a un lado y al otro de las caderas!
■ No necesitas una prenda interior moldeadora para que la parte inferior del vientre se mantenga plana.

● Te lo abrochas, pero el estómago desborda un poco por encima.
✤ ¡Imposible, ya no entras en tus vaqueros!

Cuando prestas atención a tu alimentación, ¿qué constatas?

▲ ¡Inmediatamente, tu silueta recupera unas bonitas curvas!
■ Tienes menos celulitis en la parte inferior del vientre.
● Tienes el vientre claramente menos hinchado.
✤ Empiezas a adelgazar por todas partes.

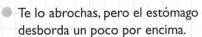

La ropa que realmente no te queda bien...

▲ Un vestido ceñido en la cintura.
■ Un jersey corto que resalta el estómago.
● Una prenda demasiado ancha que no te sostiene el vientre.
✤ ¡Una prenda demasiado ancha que te hace todavía más gordita!

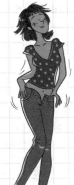
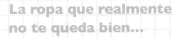
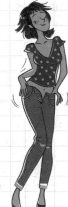

Si tienes que elegir un bañador...

▲ Prefieres un bikini con una braguita baja.

■ Eliges un bañador que te aplane el estómago.

● Privilegias un bañador moldeador.

✤ Optas por un bañador negro, que adelgaza la silueta.

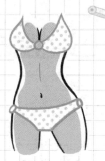

¡Haz las cuentas!

▲	■
●	✤

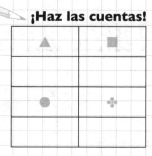

Tienes una mayoría de ▲:

¡consideras que tu cintura no está suficientemente marcada! Tu perfil es el n.° 1.

Por supuesto, la genética y el tipo de forma física también tienen influencia…, ¡pero no solo eso! Cuando te pasas con la alimentación, la cintura se redondea y acabas por perder tus bonitas curvas.

Mis trucos contra la celulitis

✔ Sigue una alimentación equilibrada.

✔ Haz ejercicios de reforzamiento muscular dirigidos a los músculos oblicuos internos y externos.

Ya verás que, con un trabajo regular, la cintura se perfilará con bastante rapidez.

Tienes una mayoría de ■:

¡lo que te parece menos estético es la parte superior del vientre! Tu perfil es el n.° 2.

El estómago está hinchado y cubierto de una capa de grasa debido a los excesos alimentarios en grasa y azúcar, y quizá también a una falta de actividad física. Es posible que tengas algún problema de tránsito intestinal o de digestión, y que no se drenen suficientemente las toxinas acumuladas en tu organismo.

Mis trucos contra la celulitis

✔ Opta por una alimentación rica en fibra, proteínas y azúcares lentos, y elimina los alimentos demasiado grasos o con demasiado azúcar.

✔ Bebe té, agua y tisanas drenantes.

✔ En cuanto al deporte: ¡muévete! Realiza actividades cardiovasculares que te permitan quemar un máximo de calorías: running, natación, danza, boxeo…

✔ Haz también ejercicios de reforzamiento muscular que estimulen prioritariamente los rectos anteriores, pero también los oblicuos internos y externos.

Tienes una mayoría de ●:

¡como muchas mujeres que han tenido hijos, la parte inferior del vientre representa tu pequeño complejo estético! Tu perfil es el n.° 3.

Efectivamente, los embarazos tienen tendencia a relajar esta parte del vientre, ¡pero no es una fatalidad!

Mis trucos contra la celulitis

✔ Controla la alimentación: consume menos alimentos grasos y dulces, y no olvides los alimentos ricos en fibra (fruta, verdura, cereales…).

✔ Muévete al máximo para quemar más calorías.

✔ Para tener un aspecto más tónico y un cuerpo más firme, trabaja los músculos profundos de la cintura abdominal con actividades como el pilates, la gimnasia con pelota grande, el core board (media bola redonda de plástico sobre la que descansa una tabla), el yoga o también el aquafitness.

✔ Muscula la parte inferior de la espalda para fortalecer la cintura abdominal.

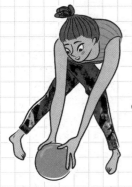

Tienes una mayoría de �֍:

¡eres rellenita por todas partes y el vientre no es una excepción! Tu perfil es el n.° 4.

¡Las golosinas y la buena comida te conocen muy bien! A fuerza de ceder ante las dulzuras alimentarias, has acumulado una pequeña reserva de grasa en el vientre. ¡Unos ejercicios cardiovasculares específicos y una alimentación equilibrada te ayudarán a poner un poco de orden y te permitirán eliminar esta pequeña reserva de grasa en el vientre!

Mis trucos contra la celulitis

✔ ¡Para perder unos kilos, consume menos grasa, menos azúcar y menos sal!

✔ Después, estabiliza muscularmente tu cuerpo gracias a los músculos profundos de la columna vertebral con actividades de equilibrio estático, como el core board (media bola redonda de plástico sobre la que descansa una tabla), la gimnasia con pelota grande y el pilates.

✔ La última etapa consiste en hacer ejercicios muy específicos para muscular el vientre (como, por ejemplo, el metrónomo, la cruz, la plancha lateral, el patinador…).

ACTIVIDADES FÍSICAS: 3.ª SEMANA

Perfil 1 Pierdo peso y gano un vientre más plano

Tu objetivo

Librarte de unos kilos que te afean la silueta y practicar un reforzamiento muscular para fortalecer el músculo estabilizador de la cintura abdominal: el transverso.

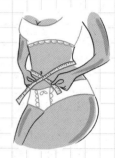

En el programa...

Haz ejercicio al menos dos veces durante 45 minutos a la semana, con actividades físicas que te hagan quemar muchas calorías. Estas actividades tienen una repercusión global sobre la tonicidad tanto de los músculos profundos como de los músculos superficiales.

¿Cuáles son las actividades de fitness que favorecen la pérdida de peso?

El running, la marcha rápida, la natación, el step, la danza, el aquafitness, el zumba... **Para tener un vientre plano, tendrás que añadir unos ejercicios que deberás hacer todos los días** para reforzar el transverso, el músculo más profundo, **y unos ejercicios para tonificar la parte inferior de la espalda.** Estos ejercicios son los que tonifican los músculos profundos y estabilizadores, y se utilizan mayoritariamente en los ejercicios de pilates y yoga. Se optimizan todavía más mediante una respiración abdominal lenta, que hace trabajar los abdominales profundos. La combinación de estos dos tipos de ejercicios es una excelente manera de moldear el vientre y librarte de la tripita que recubre los músculos.

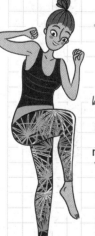

3 ejercicios para tener un vientre plano (trabajo del transverso)

El rodilla/codo en posición de pie inestable

¿Cómo hacerlo? Colócate de pie, con las piernas extendidas y separadas la anchura de las caderas. Flexiona los brazos delante del pecho, con los puños cerrados.

Inclina la parte superior del cuerpo hacia delante, a la vez que llevas la pierna derecha flexionada en dirección al codo izquierdo (los dos se tocan a medio camino).

Vuelve a la posición de partida contrayendo bien el vientre y enderezando la espaldas.

> **¿Cómo hacer más difícil el ejercicio?**
> Intenta no apoyar en el suelo el pie de la pierna que se eleva (detenla a unos centímetros del suelo entre dos ascensos). De esta manera, aumentarás la inestabilidad y el trabajo de los abdominales será más intenso... ¡Concéntrate y no hagas movimientos inútiles!

¡UN VIENTRE SEXY SEGÚN MIS OBJETIVOS!

¿Cómo respirar? Espira por la boca cada vez que el codo toque la rodilla. No vayas demasiado deprisa para no perder el equilibrio.

¿Cuántas veces? Haz el movimiento 10 veces por cada lado.

La cruz sobre la pelota (swiss ball)

¿Cómo hacerlo? Túmbate de espaldas sobre una pelota tipo swiss ball, con los brazos extendidos lateralmente. Las piernas están flexionadas y separadas la anchura de las caderas, y los pies bien apoyados en el suelo. Muy lentamente, mediante una rotación hacia la derecha, lleva la mano izquierda hacia la mano derecha o lo más cerca posible. Vuelve a la posición de partida y repite el movimiento en la otra dirección.

¿Cómo respirar? Espira por la boca durante el esfuerzo, a la vez que contraes bien el vientre.

¿Cuántas veces? Haz el movimiento 4 veces por cada lado.

La V

¿Cómo hacerlo? Siéntate, con la espalda bien recta, los brazos en V por encima de la cabeza, las piernas juntas y extendidas.

Muy lentamente, inclínate hacia atrás y eleva las dos piernas, siempre extendidas, manteniendo el equilibrio.

¿Cómo respirar? Espira por la boca al elevar las piernas y mantén la posición durante 5 largas respiraciones.

¿Cuántas veces? haz el movimiento 3 veces seguidas.

> **Si el ejercicio es demasiado difícil...** Haz el mismo ejercicio con las piernas flexionadas 90 grados.

Espalda curvada / espalda recta

Siéntate en el suelo, con las piernas flexionadas y juntas, y los pies planos en el suelo. La espalda está perfectamente recta y los brazos están extendidos por encima de la cabeza. Muy lentamente, curva la espalda como si tuvieras que tocar una pared que estuviera 10 cm por detrás de ti y después vuelve a la posición de partida extendiendo únicamente la parte inferior de la espalda.

¿Cómo respirar? Espira por la boca al volver a la posición de partida.

¿Cuántas veces? Haz 2 series de 8 repeticiones.

> **Atención:** no te impulses con los brazos o la parte superior del cuerpo.

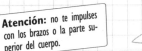

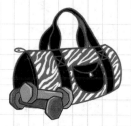

Perfil 2 Consigo una cintura bien perfilada

Tu objetivo

¡Redibujar a silueta gracias a unos ejercicios de reforzamiento específicos! Los que deben reforzarse son los músculos oblicuos externos y los rectos anteriores. Están muy cerca de la piel e inducen los movimientos amplios, y, cuanto más tonificados están, más se puede ver su definición muscular, especialmente en la cintura. ¡También son los músculos que se trabajan para perfilarlos, dibujarlos y afinarlos con un objetivo más estético!

En el programa...

Para perfilar esta zona muscular, vamos a utilizar más ejercicios realizados en series, con contracciones musculares que alternan amplitudes grandes y pequeñas al ritmo de una respiración por la boca durante la contracción (el esfuerzo). Estos métodos permiten optimizar la definición del músculo.

¿Cuáles son las actividades de fitness y de gimnasia que favorecen este trabajo muscular?

Los recorridos de musculación con máquinas, las clases de aquafitness con accesorios, las clases de abdominales y glúteos, la gimnasia con pesas o de pump en el gimnasio (con una barra de halterofilia, con el mismo principio que el step, de modo que el uso de la carga aumente la intensidad del ejercicio).

Si prefieres el aire libre... El remo, el ciclismo y todos los deportes que ejerciten la región muscular mediante contracciones repetidas serán beneficiosos!

3 ejercicios para dibujar los oblicuos externos y el recto anterior

El boxeador

¿Cómo hacerlo? Colócate de pie, con las piernas extendidas y separadas la anchura de las caderas, los brazos flexionados delante del pecho y los puños cerrados.

Manteniendo la pelvis bien de frente, realiza una rotación del lado derecho hacia la izquierda y pasa el codo derecho por encima del izquierdo, y después vuelve a la posición de partida.

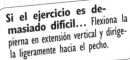

Si el ejercicio es demasiado difícil... Flexiona la pierna en extensión vertical y dirígela ligeramente hacia el pecho.

¿Cómo respirar? Espira por la boca durante el esfuerzo cada vez que el codo pase por encima del otro.

¿Cuántas veces? Haz 2 series de 15 por cada lado.

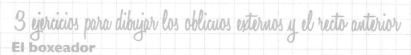

El 90 grados

¿Cómo hacerlo? Túmbate boca arriba, con la nuca elevada (el mentón hacia el pecho) y las piernas extendidas en vertical.

Baja la pierna izquierda hasta 10 cm del suelo y realiza pequeños movimientos de arriba abajo, mientras mantienes la espalda bien pegada al suelo y la pierna derecha sujeta con las dos manos.

¿Cómo respirar? Espira por la boca una vez de cada dos movimientos de arriba abajo.

¿Cuántas veces? Haz 2 series de 12 elevaciones por cada lado.

La rotación/elevación

Siéntate, con las piernas juntas y flexionadas, y los pies en el suelo. Inclínate hacia atrás contrayendo los abdominales, realiza una rotación hacia la derecha y apoya las dos manos en el suelo, a la vez que levantas la pierna izquierda extendida a unos centímetros del suelo. Después, realiza una rotación hacia la izquierda y levanta la pierna derecha.

¿Cómo respirar? Espira por la boca cada vez que apoyes las manos en el suelo.

¿Cuántas veces? Haz los movimientos 5 veces por cada lado

¿Qué es un ejercicio abdominal dañino?
La respuesta de Thierry Maquet, profesor de educación física

Un ejercicio abdominal resulta perjudicial para la espalda o el periné si se realiza mal, sobre todo:

- cuando el cuerpo está mal colocado y el centro de gravedad se desplaza;
- cuando el esfuerzo se acompaña de un impulso inútil;
- cuando se asocia a una carga demasiado importante (musculación) ;
- cuando se realiza con una respiración inadecuada.

En general, es importante elegir abdominales que correspondan a las capacidades de cada uno de resistir el esfuerzo muscular en la zona de la cintura abdominal. ¡En resumen, de nada sirve sufrir un martirio!

ACTIVIDADES FÍSICAS: 3.ª SEMANA

Perfil 3 Pierdo mi tripita

Tu objetivo

De arriba abajo, ¡se trata de muscular y rediseñar el vientre!

En el programa...

Vas a trabajar en dos planos: la musculación del transverso, para obtener una cintura abdominal más fuerte y mejor perfilada, y la tonificación del recto anterior, para un bonito vientre bien dibujado. Es importante que hagas estos ejercicios todos los días, mejor por la mañana.

4 ejercicios para unos abdominales bien perfilados

Crunch con los pies en una silla (parte superior del vientre)

> **Conviene saber:** tener las piernas sobre una silla te obliga a trabajar la elevación solo con la fuerza de los abdominales.

¿Cómo hacerlo? Túmbate en el suelo delante de una silla, con las pantorrillas apoyadas en el asiento de la silla y las piernas flexionadas 90 grados. Coloca las manos detrás de la nuca, con los codos abiertos hacia el exterior.
Lentamente, y sin darte impulso con los brazos o el mentón, eleva la parte superior del cuerpo hacia la rodilla y desciende también lentamente.

¿Cómo respirar? Espira profundamente por la boca cada vez que subas.

¿Cuántas veces? Haz 3 series de 15 repeticiones.

Sentada en una silla (parte inferior del vientre)

¿Cómo hacerlo? Siéntate en una silla, con los pies en el suelo, la espalda recta y ligeramente inclinada hacia atrás y las manos colocadas a ambos lados del asiento de la silla.
Levanta las rodillas flexionadas hacia el pecho y después vuelve a la posición de partida sin descansar los pies en el suelo y sin mover el busto.

¿Cómo respirar? Espira por la boca cada vez que eleves las rodillas.

¿Cuántas veces? Haz 3 series de 10 repeticiones.

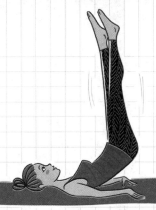

Apuntando al cielo (parte inferior del vientre)

¿Cómo hacerlo? Túmbate en el suelo, con las piernas juntas y extendidas en vertical. Coloca las manos bajo las nalgas. En esta posición, levanta las nalgas apoyándote bien en las manos.

¿Cómo respirar? Espira por la boca cada vez que despegues las nalgas del suelo.

¿Cuántas veces? Haz 2 series de 10 repeticiones.

El saludo (parte superior del vientre)

¿Cómo hacerlo? Colócate de pie, con las piernas extendidas y separadas la anchura de las caderas, los brazos flexionados, los antebrazos pegados a los lados y los puños cerrados.

Fijando bien los pies en el suelo y apretando las nalgas para no mover la pelvis, lleva los codos a la altura de las caderas inclinándote hacia delante (como si te apretaras el vientre) y después vuelve a la posición de partida, con la espalda bien recta.

¿Cómo respirar? Espira por la boca cada vez que te inclines.

¿Cuántas veces? Haz 3 series de 10 repeticiones.

¿Qué es afirmar los músculos?

Es la facultad de tener un cuerpo perfectamente alineado, con unos músculos profundos tonificados. Un cuerpo con unos músculos bien firmes aporta mucho estilo y dinamismo, porque desprende la sensación de fuerza incluso en reposo.

El objetivo es tener el centro de gravedad del cuerpo perfectamente colocado antes de empezar el ejercicio. Afirmar la musculatura requiere una retroversión de la pelvis: basculas la pelvis hacia delante contrayendo los abdominales y apretando las nalgas. Se trata también de no utilizar inútilmente la espalda y de mantenerse en un equilibrio estable. Para afirmar bien la musculatura, la espalda debe mantenerse recta y los hombros, bajos. Por ejemplo, si haces una plancha, al ponerte de puntillas sin moverte, el cuerpo debe estar «tenso», para poder mantener la posición sin que te hagas daño o te desequilibres.

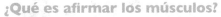

¡El equilibrio inestable es bueno para el vientre!

Cuando el cuerpo se encuentra en una posición inestable, son en gran parte los abdominales profundos (especialmente el músculo transverso) los que restablecen el equilibrio, al contraerse. Esta es la razón por la cual actualmente están de moda muchas actividades físicas en posición inestable (mediante accesorios que inducen esta inestabilidad): gimnasia con core board, gimnasia con swiss ball, paddle stand up… Todas estas actividades son realmente muy eficaces para tonificar los abdominales. ¡Pruébalas!

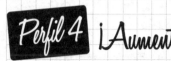 **Perfil 4** ¡Aumento mis músculos!

Tu objetivo

¡Aumentar todavía más la definición de los músculos abdominales!

En el programa...

Ya tienes el vientre plano, pero quieres que tus músculos se dibujen todavía más, como los de los atletas. Para aumentar el esfuerzo muscular, la utilización de accesorios (que actuarán como contrarresistencias) intensificará el trabajo de los abdominales. ¿Los grandes favoritos? La banda elástica, una tabla en el agua ¡y una pareja! Pero atención, para tener un bonito vientre hay que asociar ejercicios cardiovasculares, ejercicios estabilizadores y ejercicios con repetición de series. También debes tener cuidado de no caer en una rutina de entrenamiento: conviene practicar todos los tipos de ejercicios para que se perfile no solamente un bonito vientre, sino también un abdomen sólido con músculos profundos poderosos y protectores.

3 ejercicios para aumentar la masa muscular

Con una banda elástica (parte inferior del cuerpo)

¿Cómo hacerlo? Túmbate en el suelo, con las piernas flexionadas en vertical, a 90 grados, y pasa una banda elástica bajo los pies. Sujeta la banda con las dos manos. Muy lentamente, estira la banda elástica con los pies antes de dejar que vuelva a su longitud inicial lentamente.

¿Cómo respirar? Espira por la boca cuando estires la banda elástica.

¿Cuántas veces? Haz 3 series de 8 repeticiones.

¡Atención a no despegar la espalda del suelo!

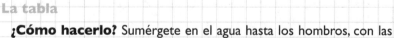

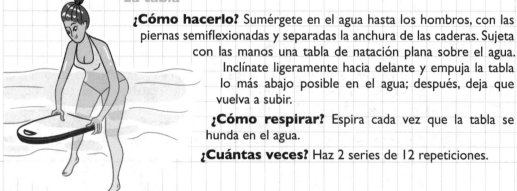

La tabla

¿Cómo hacerlo? Sumérgete en el agua hasta los hombros, con las piernas semiflexionadas y separadas la anchura de las caderas. Sujeta con las manos una tabla de natación plana sobre el agua. Inclínate ligeramente hacia delante y empuja la tabla lo más abajo posible en el agua; después, deja que vuelva a subir.

¿Cómo respirar? Espira cada vez que la tabla se hunda en el agua.

¿Cuántas veces? Haz 2 series de 12 repeticiones.

El 100% completo con pareja

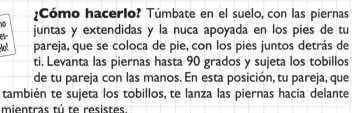

¡Atención a no despegar la espalda del suelo!

¿Cómo hacerlo? Túmbate en el suelo, con las piernas juntas y extendidas y la nuca apoyada en los pies de tu pareja, que se coloca de pie, con los pies juntos detrás de ti. Levanta las piernas hasta 90 grados y sujeta los tobillos de tu pareja con las manos. En esta posición, tu pareja, que también te sujeta los tobillos, te lanza las piernas hacia delante mientras tú te resistes.

Tu pareja también puede lanzarte las piernas hacia la derecha o hacia la izquierda para tonificar más los oblicuos internos.

¿Cómo respirar? Espira por la boca cada vez que las piernas bajen.

¿Cuántas veces? Haz 2 series de 10 repeticiones y cambia de lugar con tu pareja.

Los abdominales en el agua: ¡menos peso, más músculo!

Aquafitness, aquafusion, aquazumba, aquabiking... Cuando se trata de muscularse, el agua desempeña un papel importante y surgen nuevas actividades, a cuál más original, para que tengas más ganas de moverte.

Ventajas de la actividad física en el agua

- El agua tiene ocho veces más resistencia que el aire. Por eso, los músculos deben aumentar su trabajo de contracción para luchar (contrarresistencia) y poder iniciar el movimiento deseado. Si, además, añades accesorios, como unos guantes palmeados, el trabajo se amplifica todavía más.

- El agua permite disminuir la carga del cuerpo a la mitad, un parámetro muy interesante cuando se quiere perder peso. Las actividades cardiovasculares «consumidoras» de energía son más accesibles y permiten quemar calorías sin sentir de manera penosa el esfuerzo realizado.

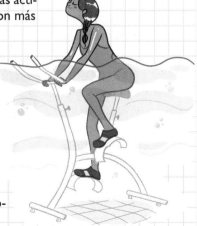

- El agua tiene los beneficios relajantes de un masaje gracias a los movimientos que ejerce sobre el cuerpo. Esta cualidad también permite estimular los sistemas circulatorio y linfático, para desintoxicar el organismo.

- El agua disminuye la sensación de transpiración y de sudación, que pueden ser bastante desagradables.

- En las actividades de fitness no es necesario saber nadar, puesto que los ejercicios se realizan con accesorios de flotación o en inmersión hasta los hombros.

Test: ¡hablemos del vientre!

Reconocer los músculos que constituyen la cintura abdominal, tomar conciencia de los movimientos que solicitan el vientre durante el esfuerzo y utilizar la respiración, que tonifica los músculos abdominales, ¡son unos medios muy útiles para crear sesiones «a medida» que respondan claramente a tus objetivos! ¡Este pequeño test te ayudará a conocer mejor tu vientre!

1. Para trabajar la cintura, ¿qué tipo de movimiento hay que hacer?

▲ Una flexión.
■ Una inclinación.
● Una respiración.

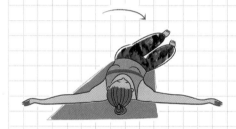

2. Cuando toses, ¿qué músculos principales se contraen?

▲ Los oblicuos internos.
■ Los rectos anteriores.
● El músculo transverso.

3. Una respiración forzada es...

▲ Como un espasmo.
■ Una respiración que se desencadena por la noche.
● Una respiración voluntaria y controlada.

4. EL famoso abdomen en «tableta de chocolate» depende de la definición muscular...

▲ De toda la cintura abdominal.
■ De los rectos anteriores.
● De los músculos glúteos.

5. El periné...

▲ Es un músculo abdominal.
■ Es un órgano típicamente femenino…
● No es un músculo.

6. Cuando se hacen abdominales...

▲ Se espira por la boca durante el esfuerzo.
■ Se retiene la respiración durante el esfuerzo.
● Se inspira por la nariz.

7. ¿Cuántos ejercicios abdominales existen?

▲ 10 ejercicios abdominales diferentes.
■ 5 ejercicios abdominales diferentes.
● Decenas de ejercicios abdominales.

8. Un crunch es...

▲ Una elevación del busto, en inglés.
■ Un plié, en anglais.
● Es una marca de chocolate, ¿no?

9. En el periodo de la menopausia, en una mujer, la grasa se sitúa prioritariamente en...

▲ El vientre.
■ Las nalgas.
● Todo el cuerpo.

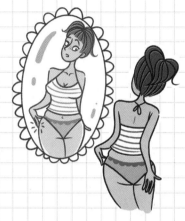

10. Reforzar los abdominales significa...

▲ Muscular los abdominales más profundos.
■ Perfilar los músculos superficiales.
● Hacer una electroestimulación.

11. El vientre también recibe el nombre de...

▲ «El centro de las emociones».
■ «El segundo cerebro».
● «El bol alimentario».

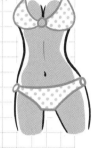

12. El vientre protege...

▲ El hígado.
■ Los riñones.
● El sacro.

13. Un contorno de cintura demasiado importante corresponde...

▲ A las medidas de 100 cm o más...
■ A la estatura (en cm) dividida por 2.
● A la talla 42 o más.

14. Tener un buen equilibrio depende...

▲ De una espalda y un vientre bien musculados.
■ De una buena concentración.
● De una buena vista.

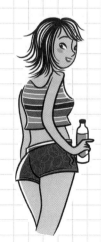

Respuestas:

1.▲; 2.●; 3.●; 4.■; 5.■; 6.▲; 7.●; 8.▲; 9.▲; 10.▲; 11.■; 12.●; 13.▲; 14.▲.

3.ª semana

Nutrición: ¡protejo mi vientre de la glotonería!

Hay algunos platos de los que cuesta prescindir: la ocasión para la que se cocinan, su aroma y su sabor irresistibles nos hacen claudicar… ¡Después nos arrepentimos de haber cedido tan fácilmente a la voracidad! Sin embargo, darse gustos también forma parte del proceso de conseguir un peso ideal y un vientre plano, simplemente porque, de esta manera, la frustración no está presente. Veamos, solo para ti, algunos truquitos para deleitarte sin culpabilizarte.

¡Recetas clásicas y sabrosas sin kilos en el vientre!

Sustituir los ingredientes básicos de un plato por otros más dietéticos te cambia el plato, ¡pero también su cantidad de calorías! Un chucrut con pescado en lugar de embutido, unos profiteroles helados con queso blanco o un cuscús vegetariano… Como imaginarás, evidentemente el sabor no es el mismo, ¡pero también es delicioso!

Para las recetas en las que es más complicado sustituir unos ingredientes por otros, **conservarás los mismos ingredientes básicos pero eligiéndolos aligerados.**
Por ejemplo, para preparar un chili con carne, opta por la carne picada con un 5% de MG en lugar de un 15% de MG. El sabor no se alterará, muy al contrario, y el número de calorías de la receta se dividirá por dos.

Pero ¿por qué preferimos el sabor dulce y el salado a las otras familias de sabores (amargo, ácido…)? Simplemente, porque las papilas gustativas que reconocen estos sabores se encuentran en mayor cantidad en la lengua. ¡Apenas aprovechamos la boca! Además, el azúcar tranquiliza, suaviza, consuela… Así que, en cuanto estamos un poco depres, generalmente nos dirigimos hacia los alimentos dulces. El problema es que los alimentos dulces son especialmente calóricos y, en el marco de una dieta, ¡tendremos que prestarles atención!

En cuanto a los alimentos salados, favorecen la retención de agua en el cuerpo. Algunos condimentos pueden sustituir perfectamente a la sal y dar sabor a los alimentos que preparas: cúrcuma, pimienta, paprika, salvia, perejil, cilantro, albahaca… ¡Realmente, tienes mucho donde elegir!

¿Y si soy demasiado golosa?

Por supuesto, puedes continuar siendo golosa, pero tienes que disminuir la adicción al azúcar porque, si se almacena, se transformará en grasa. Por lo tanto, muévete y deléitate..., ¡pero evita el azúcar!

Pastel de cerezas

Ingredientes
(para 6 personas)

- 100 g de harina
- 4 huevos
- 25 cl de leche
- 90 g de azúcar
- 600 g de cerezas

Una ración de 100 g aporta 120 kcal.

Preparación

Coloca en una bandeja los huevos enteros y la harina, y mézclalos en una batidora o con unas varillas.
Añade una pizca de sal y el azúcar. Incorpora 12,5 cl de leche mientras remueves. Cuando el preparado esté bien homogéneo, añade el resto de la leche y continúa removiendo. Coloca dos buenos puñados de cerezas con hueso (les da sabor) en el fondo de una bandeja con unas nueces de mantequilla. Vierte el preparado y mételo en el horno durante 40 minutos a 200 °C (term. 7).

Chantillí aligerado casero

Ingredientes
(para 4 personas)

- 250 g queso blanco con un 0% de MG
- 2 claras de huevo
- 3 cucharadas de aspartamo
- 1 gota de extracto natural de vainilla

Una ración de 100 g aporta 120 kcal.

Preparación

Bate 2 claras de huevo a punto de nieve muy firme y bien homogéneo. Bate el queso blanco con 1 gota de extracto natural de vainilla y 3 cucharadas de aspartamo. Incorpora con cuidado la clara de huevo. Decora tus postres (fresas, crepes…) con este preparado con la ayuda de una manga pastelera.

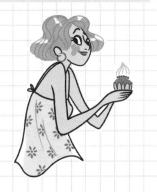

Mousse de chocolate aligerado

Ingredientes

- 200 g de chocolate negro
- 6 huevos

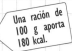

Una ración de 100 g aporta 180 kcal.

Preparación

Separa las claras de las yemas.
Funde el chocolate al baño maría, después añade las yemas de huevo y remueve.
Monta las claras a punto de nieve e incorpóralas a la mezcla de yema de huevo y chocolate.
Vierte el preparado en vasitos y mételos en la nevera durante unas horas.

Tarta Tatin aligerada

Ingredientes
(para 6 personas)

Para la masa
- 150 g de harina
- 50 g de Maizena
- 70 g de mantequilla aligerada
- 1 pizquita de sal

Para el relleno
- 2 kg de manzanas (preferiblemente golden)
- 60 g de mantequilla aligerada
- 100 g de estevia en polvo

Una ración de tarta aporta 260 kcal.

Preparación

Prepara la masa: en una ensaladera, mezcla la harina y la Maizena.
Añade la sal y la mantequilla ablandada. Mezcla. Vierte progresivamente medio vaso de agua sin dejar de remover y después amasa a mano para obtener una masa homogénea.
Forma una bola con la masa y envuélvela en plástico alimentario. Déjala reposar 1 hora a temperatura ambiente.
Precalienta el horno a 180 °C (term. 6).
Lava las manzanas, pélalas y quítales las semillas; después, córtalas en cuartos no demasiado finos ni demasiado gruesos. Unta de mantequilla un molde para tarta.
Espolvoréalo con estevia y coloca la manzana de manera regular. Cúbrela con la masa quebrada y dobla el borde entre la manzana y el molde. Mete en el horno 25 minutos. Desmolda de inmediato al revés, de manera que la manzana quede arriba.

Carpacho de naranja aligerado

Ingredientes
(para 4 personas)

- 6 naranjas grandes muy dulces
- 3 hojas de menta
- 1 cucharaditas de miel
- Unos granos de pimienta de Sichuan (roja)

Una ración de carpacho (1 naranja) aporta 75 kcal.

Preparación

Pela y limpia 4 naranjas (retira bien las pieles blancas) y córtalas en rodajas muy finas. Exprime las otras 2 naranjas para recoger el zumo.
Coloca las rodajas de naranja en una bandeja y métela en la nevera.
Calienta a fuego lento el zumo de las naranjas con 1 cucharadita de miel.
Sirve el carpacho de naranja bien frío, cubierto con el zumo y adornado con las hojas de menta y unos granos de pimienta de Sichuan.

¿Y si me gustan demasiado los alimentos salados?

Es normal, la sal da mucho sabor a los alimentos. ¡Lo que es más, si estos alimentos son grasos, el sabor se amplifica! Elige carnes magras y aderézalas con condimentos muy ricos en sabores pero poco salados, esto realzará el sabor de tus platos. La sal no es el medio adecuado para que tus alimentos sean todavía más sabrosos, piensa más bien en los condimentos y las especias… ¡Además de su sabor, su aroma es un regalo para la nariz incluso antes de haber probado los alimentos!

Salteado de cordero con aceitunas aligerado

Ingredientes
(para 4 personas)

- 1,5 kg de paletilla de cordero deshuesada
- 1 dosis de azafrán en filamentos
- 1 bote de tomate pelado
- 1 rama de romero
- 2 cebollas
- 2 zanahorias
- 6 aceitunas negras
- 2 cucharadas de aceite
- Sal y pimienta

Una ración de 200 g aporta 450 kcal.

Preparación

Corta la carne en cubos. Pela y pica las cebollas. Pela las zanahorias y córtalas a rodajas. Escurre los tomates pelados, reserva el jugo y tritúralos un poco. Deshoja el romero. Calienta el aceite en una cacerola grande. Añade los cubos de carne y la cebolla. Rehógalos por todos los lados. Cuando hayan adquirido color, añade el tomate, la zanahoria, el romero y el azafrán. Salpimenta y mezcla bien. Continúa la cocción durante 5 minutos, vierte el jugo de los tomates y añade las aceitunas. Baja el fuego, tapa y continúa la cocción 1 hora, añadiendo un poco de agua durante la cocción si es necesario. Vierte el salteado de cordero en una bandeja, rectifica la sazón y sirve de inmediato con arroz blanco.

Chili con carne aligerado

Ingredientes
(para 4 personas)

- 600 g de buey picado con un 5% de MG
- 500 g de alubias rojas
- 1 bote grande de tomate pelado natural
- ½ pimiento rojo
- 3 cebollas blancas
- 1 cebolla roja
- 2 dientes de ajo
- 50 cl de caldo de buey

- 2 cucharadas de aceite de oliva
- 1 cucharadita de pimienta en polvo
- 1 pizca grande de comino
- 1 pizca grande de orégano
- Unas hojas de cilantro
- Unas gotas de tabasco
- Sal y pimienta

Una ración de 300 g aporta 240 kcal.

Preparación

La víspera

Pon en remojo las alubias durante toda la noche en una cacerola grande con agua fría.

El mismo día

Pela y pica las cebollas. Quita el germen del ajo y pícalo. Lava y limpia el medio pimiento y córtalo en cubos pequeños.

Escurre las alubias rojas y los tomates.

Calienta el aceite de oliva en una cacerola y rehoga el ajo, el pimiento y la cebolla durante unos minutos. Añade la carne y deja cocer 5 minutos removiendo de vez en cuando. Vierte las alubias en la cacerola y mezcla.

Espolvorea con las especias, mezcla de nuevo y deja cocer 3 minutos; después, baja el fuego. Añade el caldo y los tomates pelados escurridos. Tapa la cacerola y deja cocer a fuego lento durante 3 horas, removiendo regularmente. Si es necesario, añade agua durante la cocción.

Espaguetis a la boloñesa aligerados

Ingredientes
(para 4 personas)

- 400 g de pasta semiintegral (tipo espaguetis)
- 250 g de buey magro picado
- 5 tomates frescos o 25 cl de coulis de tomate
- 2 cebollas
- 3 dientes de ajo picados
- Hierbas provenzales
- Aceite de oliva
- Sal y pimienta

Preparación

Rehoga la cebolla en una cacerola con fondo antiadherente con un chorrito de aceite de oliva. Cuando se empiece a dorar, añade la carne y déjala cocer durante 3 minutos.

Añade los tomates pelados (o el coulis), el ajo y las hierbas provenzales.

Salpimenta y deja cocer a fuego lento durante 1 hora.

Cuece la pasta en el último momento y mézclala con la salsa.

Una ración de 300 g aporta 426 kcal.

Gambas a la asiática

Una ración de 250 g aporta 300 kcal.

Ingredientes
(para 4 personas)

- 600 g de gambas medianas frescas
- 20 g de jengibre fresco cortado en tiras finas
- 2 cucharadas de aceite de oliva

- 4 cucharadas de zumo de limón verde
- 1 cucharada de salsa de soja
- Cilantro fresco picado
- Pimienta recién molida

Lava las gambas bajo el chorro de agua y sécalas con un trapo de cocina.

Mezcla en una bandeja 2 cucharadas de zumo de limón y el aceite de oliva. Añade las tiras finas de jengibre y la salsa de soja.

Deja en adobo las gambas durante 2 horas en esta mezcla. Escurre las gambas y saltéalas en una sartén, a fuego intenso, durante 2 minutos.

Espolvorea las gambas con pimienta, añade el adobo y el zumo de limón restante. Espera a que hierva y deja cocer durante 30 segundos. Finalmente, dispón las gambas en una bandeja adornadas con el cilantro fresco.

Las mejores asociaciones carne-condimentos

El buey se lleva muy bien con:
- el cilantro, la hierba limón o la salsa de soja (de tipo asiático);
- el aceite de oliva y la albahaca para una versión más mediterránea;
- el perejil, las alcaparras o la mostaza para una versión más francesa (tártaro).

La ternera casa muy bien con:
- el perifollo, el cebollino, el estragón, la salvia y la mostaza.

El cordero se sublima con:
- la mostaza, el tomillo, el romero, el ajo y el laurel;
- las especias del norte de África, como el comino, las semillas de cilantro y la canela.

El cerdo se asocia de maravilla con:
- un diente de ajo con piel, la mostaza y la salvia frita;
- el tomillo y el laurel para un sabor más mediterráneo.

Las vísceras se llevan muy bien con:
- la chalota, la cebolla, la mostaza, el curry y el cebollino.

Organizo la semana en función de mis objetivos

Ha llegado el momento de hacerte un programa completo compuesto por ejercicios adaptados y una alimentación equilibrada. Para que este programa sea un éxito, es necesario que estés motivada. ¡Te presentamos algunas pistas para que esta sesión sea imprescindible y eficaz! Definir un programa tiene que prepararse: tus objetivos tienen que ser realistas con respecto a tus competencias. Si no es así, abandonarás rápidamente y te dirás frases como esta: «¡De todos modos, esto no sirve para nada!» Sin embargo, seguro que sirve para algo, ¡solo hay que mirar el cuerpo de los deportistas!

Reserva imperativamente un tiempo para la práctica de los ejercicios y haz saber a tu entorno que tienes necesidad de ocuparte de ti misma. Anota tus progresos y recompénsate. Si no lo consigues tú sola, organiza tus sesiones con una amiga que tenga los mismos objetivos y más o menos las mismas competencias que tú. Finalmente, no dejes que se instale la rutina del entrenamiento. Aumenta el número de series, haz sesiones en casa con música o en el exterior o ponte retos entre colegas…

Mis objetivos: adelgazo, afino las caderas y la cintura, y musculo la parte inferior del vientre

Durante esta 3.ª semana, adopta todos los días una alimentación anticelulitis.

+ Bebe 2 o 3 tazas de tisana drenante cada día.

+ Todas las mañanas, antes de la ducha, haz estos 3 ejercicios durante 30 minutos: el ascenso en la escalera, el puente y el paso del patinador (ver pp. 6 y 13).

+ Tres veces a la semana después de la ducha, hazte un palpar-rodar en los muslos y las caderas con una crema reafirmante o adelgazante.

　+ Realiza cada día una sesión de 30 a 45 minutos de bicicleta elíptica, step, marcha activa o aquafitness.

　+ Para afinar todavía más las caderas y la cintura, realiza todos los días, como complemento de los 3 ejercicios anteriores, 3 ejercicios complementarios centrados más especialmente en la musculatura de las caderas y la cintura: la apertura lateral, la pelota detrás de la espalda y el boxeador (ver pp. 15, 32 y 60).

　+ Después de esta sesión de ejercicios de reforzamiento, date un masaje enérgico en las caderas.

　+ Muscula la parte inferior del vientre haciendo, todas las noches, los ejercicios «90 grados» y «sentada en una silla» (ver pp. 61-62).

Mis objetivos: quiero disminuir los aportes de grasa y azúcar, muscular las nalgas y tener menos estómago

Durante toda la semana, prepárate solamente recetas aligeradas.

+ Deja las golosinas dulces y saladas en el armario.

+ Utiliza los 8 alimentos antialmacenamiento (manzanas, pescado graso, piña, germen de trigo…).

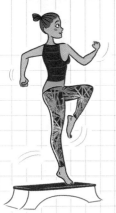

+ Todos los días, por la mañana antes de la ducha, muscula las nalgas con los ejercicios siguientes: la apertura lateral, el batman sobre una pelota, el plié con una pesa de 2 kg en las manos y el decúbito ventral (ver pp. 32 y 34).

+ Dos veces a la semana, durante 45 minutos, asiste a una clase de abdominales y glúteos en el gimnasio, a una sesión de natación con minialetas, a una sesión de elíptica o a una sesión de pilates.

+ Todos los días, tonifica el estómago efectuando el saludo, el boxeador y la rotación/elevación (ver pp. 60, 61 y 63).

Mis objetivos: quiero eliminar la retención de agua en los tejidos, tener una bonita espalda y unos abdominales profundos más tónicos

Toda la semana, haz una cura de tisanas drenantes, con al menos 2 tisanas al día, y sigue la dieta anticelulitis.

+ Para tener una bonita espalda y unas nalgas altas, haz todas las mañanas durante 30 minutos los 5 ejercicios siguientes: espalda curvada/espalda recta, el decúbito ventral, el batman sobre una pelota, el saludo y el gato (ver pp. 32, 35, 36, 59 y 63).

+ Dos veces a la semana, durante 30 minutos, realiza también una sesión de estiramientos, de yoga, de pilates o de bicicleta elíptica.

+ Para tener unos abdominales profundos más tónicos, practica todos los días la V, la banda elástica y el ejercicio 100% completo con una pareja (ver pp. 59, 64 y 65).

Acaba con un masaje con roces en el vientre, siempre en el sentido de las agujas del reloj.

Mis objetivos: quiero aumentar la masa muscular, esculpirme unos muslos y unas nalgas firmes y tener una cintura de avispa

Durante toda la semana, consume prioritariamente los alimentos más ricos en proteínas (ver pp. 46 y 49).

+ Haz todos los días los ejercicios siguientes: las sentadillas, el paso del patinador, el puente, la flexión de la pierna hacia delante, el 3D y la patada con elástico (ver pp. 6, 13, 34, 36 y 37).

+ Dos veces a la semana, durante 45 minutos, efectúa una sesión de elíptica, de patinaje con patines en línea, de natación con minialetas o de marcha rápida.

4.ª semana

Actividades físicas:
organizo mis sesiones de abdominales y glúteos

Esta semana, deja de prestar atención a tus pequeños defectos. Vas a mimar uno tras otro los músculos superficiales esculpiéndolos, los músculos profundos musculándolos y los músculos que necesitan un estiramiento flexibilizándolos… Durante una sesión, también harás funcionar a pleno rendimiento tu sistema cardiovascular para eliminar las toxinas, quemar las grasas y tonificar el conjunto de los músculos. Sin embargo, para un entrenamiento lo más completo posible, añadirás uno o dos ejercicios de reforzamiento muscular, por ejemplo, después de los ejercicios que consisten en «esculpir» el cuerpo, para que tus esfuerzos sean todavía más específicos. Es importante que no olvides variar los movimientos: ¡a los músculos, les encanta que los ejerciten de manera diferente! Algunas sesiones son largas, otras, más cortas. Prográmalas en función del tiempo de que dispongas.

Esculpo mi cuerpo

¿Qué significa esculpir?

¡Cuando ya se tiene una buena definición muscular, se quiere mejorar más! En este caso, es importante elegir los ejercicios que dibujen los músculos superficiales, los que son como la vela de un barco. Sobre todo, hay que apostar por los ejercicios de reforzamiento muscular en series. Para que sean todavía más eficaces, aumenta el número de series o utiliza accesorios (pesas, lastres, banda elástica) para intensificar el esfuerzo muscular.

Puedes realizar una sesión completa de 30 minutos eligiendo 15 ejercicios de las dos listas siguientes (glúteos y abdominales) que se hacen unos después de los otros para una sesión larga. O bien puedes hacer solamente 2 por la mañana O 2 por la noche, o también en la oficina en una sesión exprés (ver las páginas siguientes). Sobre todo, tómate el tiempo de colocarte bien, para que los ejercicios sean realmente eficaces.

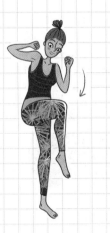

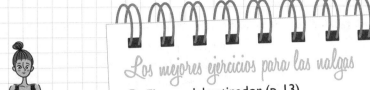

Los mejores ejercicios para las nalgas

1. El paso del patinador (p. 13)
2. La apertura lateral (p. 32)
3. Las sentadillas (p. 36)
4. El puente sobre swiss ball (p. 34)
5. El plié con pesa (p. 34)
6. El decúbito ventral (p. 36)
7. El 3D (p. 37)
8. La patada con elástico (p. 37)
9. La patada con elástico (p. 37)
10. El ascenso en la escalera (p. 6)

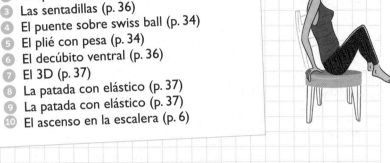

Los mejores ejercicios para los abdominales

1. La pelota detrás de la espalda (p. 15)
2. Sentada en una silla (p. 62)
3. El boxeador (p. 60)
4. El 90 grados (p. 61)
5. El crunch con los pies en una silla (p. 62)
6. La V (p. 59)
7. El saludo (p. 63)
8. La cruz sobre una pelota (p. 59)

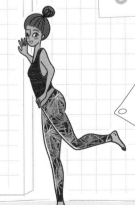

Selecciona 15 ejercicios de estas dos listas (glúteos y abdominales), **para una sesión de 30 minutos.** Si no tienes tiempo, opta por una sesión de 10 minutos de abdominales y glúteos exprés, como te proponemos a continuación.

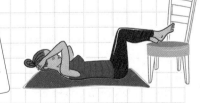

ACTIVIDADES FÍSICAS: 4.ª SEMANA

Ejemplo de sesiones de abdominales y glúteos exprés (unos 10 minutos)

Practica los ejercicios siguientes durante 10 minutos, es decir, 2 minutos por ejercicio:

El paso del patinador
+ el plié con pesas
+ el decúbito ventral
+ la pelota detrás de la espalda
+ el 90 grados

o

La apertura lateral
+ el puente sobre la swiss ball
+ el ascenso (en la escalera o en una silla baja)
+ la cruz sobre la pelota
+ los pies sobre una silla

No olvides terminar la sesión con un ejercicio de estiramiento (ver páginas siguientes).

¡Quemo mis grasas!

¿Qué significa quemar?

Quemar es consumir calorías para extraer energía, necesaria para los movimientos. Esta energía (en forma de calorías) nos viene de los azúcares y después de las grasas que se almacenan en los adipocitos. ¡Moverse a un ritmo moderado o intenso es la mejor manera de librarse de la grasa superflua! Estas son las mejores actividades y ejercicios cardiovasculares que permiten adquirir un vientre plano y unas bonitas nalgas, más tónicas. Con este tipo de actividades moderadas o intensas, hay que calcular al menos 10 minutos antes de que se ponga en marcha toda la maquinaria energética del cuerpo para consumir glúcidos, y después lípidos. Por lo tanto, ¡es importante realizar estas actividades durante al menos un periodo de 30 minutos, ¡o mejor 45 minutos, para atacar a los lípidos!

Las mejores actividades cardiovasculares asociadas al reforzamiento muscular

Este es tu programa, que se resume en una actividad cardiovascular asociada a un ejercicio de reforzamiento muscular para abdominales y glúteos, que debe durar entre 40 y 60 minutos.

Los patines en línea + la V

1 sesión de natación con minialetas
+ la cruz sobre la pelota (ver p. 59)

1 sesión de recorrido crossfit
(formada por 5 talleres: resistencia, fuerza, rapidez, agilidad y equilibrio)
+ el ejercicio de la parte inferior de la espalda (ver p. 32)

La bicicleta elíptica
+ el 100% completo con una pareja (ver p. 65)

Saltar a la comba
+ el batman sobre una pelota (ver p. 32)

1 clase de aquafitness
+ el decúbito ventral (ver p. 36)

1 clase de step
+ el saludo (ver p. 63)

1 clase de zumba
+ el rodilla/codo (ver p. 58)

1 clase de boxeo tailandés
+ la pelota detrás de la espalda (ver p. 15)

1 sesión de modern jazz,
de salsa o de country
+ el crunch sobre una silla (ver p. 62)

1 running + sentadillas (ver p. 36)

1 marcha nórdica
+ el puente sobre swiss ball (ver p. 34)

1 marcha activa + el gato (ver p. 35)

1 clase de yoga dinámica
(power yoga, asthanga yoga)
+ ascenso en la escalera (ver p. 6)

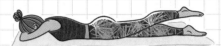

Es muy importante que elijas una actividad que se corresponda bien con tu temperamento. El temperamento es tu ritmo, tu energía natural, el movimiento que te gusta hacer de forma natural.

- **Eres una sensitiva** si te gusta sentir, contemplar lo que te rodea y tomarte tu tiempo. Oriéntate hacia la marcha nórdica, el yoga dinámico y la marcha dinámica.

- **Eres una expresiva** si te gusta expresarte, recibir estímulos, crear… Oriéntate hacia una clase de boxeo tailandés, de danza, de capoeira (deporte de combate brasileño)…

- **Eres una participativa** si te gustan las salidas con amigos, ir de fiesta, divertirte, evadirte… Oriéntate hacia las clases de salsa, de zumba o de country, las excursiones en grupo…

- **Eres una perfeccionista** si eres una esteta, con el sentido del detalle, eres organizada y competitiva… Oriéntate hacia la natación con minialetas, una sesión de crossfit o una clase de yoga dinámico.

Finalmente, no olvides tu ejercicio de estiramiento (ver páginas siguientes).

¡Afirmar el vientre y la espalda!

¿Qué significa afirmar?

Afirmar es colocar el cuerpo en un perfecto alineamiento para que los músculos profundos, los que se encuentran más cerca de la columna vertebral (llamados músculos «estabilizadores»), estén firmes y tónicos, con el objetivo de proteger las vísceras y la columna vertebral. Estos músculos también dan un bonito aspecto, facilitan los movimientos, protegen las articulaciones de las caídas y de los traumatismos.

Conviene saber: cuanta más atención prestes a tu postura en la vida cotidiana (cuando estés sentada o de pie, caminando…), más tónicos serán los músculos estabilizadores y más dinámico será tu aspecto.

Cuanto más los hagas trabajar, más tonicidad ganarás. Una ventaja, porque, con esta tonicidad, también consumes muchas calorías sin ni siquiera hacer actividad física.

Estas son las actividades y los ejercicios en los que la posición se mantiene durante unos segundos con una respiración profunda, o en equilibro inestable, que tonifican más los músculos estabilizadores de las nalgas y el vientre. Es muy importante practicarlos regularmente. ¡Gracias a la respiración profunda que las acompaña, estas actividades también son muy relajantes! Pero atención, no son suficientes, porque no ejercitan suficientemente el sistema cardiovascular. ¡También necesitas trabajar el corazón y los pulmones, y estimular la circulación sanguínea y linfática!

¡Para tu programa de abdominales y glúteos, elige a continuación la actividad física que más reafirme tus músculos y que más te guste!

Las mejores actividades de reforzamiento muscular asociadas a buenas actitudes de afirmación de la musculatura

Este es tu programa, que se resume en una actividad de reforzamiento muscular asociada a una actitud de reforzamiento muscular en la vida cotidiana para abdominales y glúteos, que debes hacer durante 40 dos veces a la semana.

I clase de pilates
+ unos ascensos de puntillas (mientras haces una cola, por ejemplo).

I clase de yoga
+ afirmar todo el cuerpo tumbada en la cama: contrae todos los músculos durante unos segundos y después relájalos.

I clase de gimnasia con swiss ball
+ la utilización de la swiss ball para llamar por teléfono o trabajar en la oficina.

I sesión de barra en el suelo
+ posición recta cuando conduces (ver la posición correcta sentada, p. 33)

I ejercicio de core board (una postura sobre media bola de plástico en la que descansa una tabla)
+ una postura sobre media bola de plástico en la que descansa una tabla.

I ejercicio de standle paddle (de pie sobre una tabla en el agua tranquila, rema manteniendo el equilibrio)
+ una marcha de 10 minutos en la arena fina.

I ejercicio de gyrotonic (se mantiene una posición sujetando unos elásticos tensos fijados a una pared)
+ colgarse de unas espalderas, con el cuerpo tenso.

I clase de taichí
otra gimnasia suave
+ permanecer unos segundos de pie apoyada en una sola pierna.

u

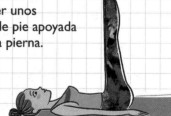

Finalmente, no olvides tu ejercicio de estiramiento (ver páginas siguientes).

¡Flexibilizo la parte inferior de la espalda!

¿Qué significa flexibilizar?

Flexibilizar es tonificar los músculos estirándolos en
lugar de contrayéndolos. En efecto, algunos músculos,
como los de la parte posterior de las piernas o de la

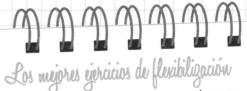

parte inferior de la espalda, deben estirarse para que sus antagonistas, los músculos de los
muslos y los abdominales, se estimulen en contracción de manera armoniosa para que tus
movimientos sean fluidos y flexibles, y el cuerpo se encuentre bien alineado. Por lo tanto, es
importante hacer ejercicios que estiren estos músculos específicos. Observa a los culturistas
que solo hacen ejercicios de reforzamiento muscular sin pasar por el apartado de «flexibiliza-
ción» o «ejercicios cardiovasculares»: sus músculos están bien perfilados, es cierto, pero su
cuerpo es poco móvil y, sobre todo, está mal equilibrado. ¡Una buena razón para no olvidar
nunca los ejercicios de estiramiento!

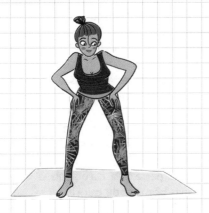

Los mejores ejercicios de flexibilización

Estos ejercicios deben practicarse durante
10 minutos todos los días.
- El gato (ver p. 35)
- La espalda curvada / espalda recta (ver p. 59)
- La mariposa (ver p. 11)
- El saludo (ver p. 63)

Si tienes agujetas

¿Quizá crees que las agujetas se deben a una acumulación de ácido láctico en los músculos?
¡Pues no!, se trata en realidad de microtraumatismos de las fibras musculares poco acostum-
bradas al esfuerzo muscular, que se alteran antes de repararse.

En caso de agujetas más o menos dolorosas:
- No te preocupes, la molestia solo dura 48 horas;
- Un baño caliente puede ser muy eficaz para calmarlas;
- Un masaje suave mediante roces también puede irte muy bien;
- Debes saber que las actividades físicas en el agua disminuyen
  su intensidad;
- No realices actividades físicas durante 1 o 2 días.

De manera general, cúbrete
bien antes de iniciar una actividad física, para no trabajar
con las articulaciones y los
músculos fríos. Estira antes y
después del ejercicio físico.

ACTIVIDADES FÍSICAS: 4.ª SEMANA

4.ª semana

Nutrición: ¡alimento mis músculos, no mi panza!

¡Mantengo lo que he conseguido con una buena alimentación!

¡Sería una lástima practicar intensamente unos ejercicios abdominales y glúteos pero no llevar una alimentación suficientemente equilibrada! ¡En este caso, una pequeña capa de grasa recubriría tu bonita musculatura abdominal y tus nalgas, y te sentirías a la vez decepcionada y desmotivada! No resulta tan difícil llevar una alimentación equilibrada, pero no se trata tampoco de vivir de manera restrictiva, ¡porque conduce directamente a la frustración y a las ganas irresistibles de alimentos dulces, salados o demasiado grasos!

Te presentamos 10 consejos para no desfallecer. Gracias a todos estos trucos, pronto cambiarás tus pequeños hábitos alimentarios.

1 Evita comer platos preparados con el pretexto de que no tienes tiempo para cocinar. La mayor parte de las veces son demasiado salados, demasiado dulces o demasiado grasos (¡o las tres cosas a la vez!). ¡Pon realmente el freno a la pizza de cuatro quesos, la pasta a la carbonara o la quiche lorraine, por ejemplo, que son unas bombas de calorías!

2 No hay nada a lo que se ceda tan deprisa como al comisqueo, porque se tiene una excusa: ¡el hambre! Es una buena razón para reflexionar un instante antes de engullir un paquete de galletas, un buen trozo de pastel o un paquete de patatas chips, ¡que solo te saciarán un tiempo muy corto pero añadirán cientos de calorías a tu ración diaria! Debes consumir alimentos energéticos y que te sacien el apetito, es decir, alimentos ricos en oligoelementos y en vitaminas, pero también en fibra: unas almendras, una fruta fresca (no un zumo desprovisto de fibra), una tostada de pan integral…

3 Si tienes tendencia a sentirte atraída por las golosinas, haz la compra en línea por Internet. ¡Tendrás muchas menos tentaciones por las compras compulsivas!

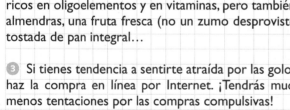

④ Si tienes hijos, reserva un armario únicamente para ellos y prohíbete acceder a él para ti. Piensa que solo contiene alimentos «para los pequeños que están creciendo»... ¡y que tú no formas parte de este club!

⑤ No te felicites por haber realizado un ejercicio adecuado tragándote una pasta porque piensas que la tienes «bien merecida». El cálculo realmente no es interesante: media hora de running te hará consumir unas 400 kcal. Una palmera, una corona París-Brest o un trozo de pastel de fruta pueden «cargarte» más o menos con el mismo número de calorías en menos de 3 minutos, aniquilando toda la fase de «gasto de energía por el esfuerzo». Sería una verdadera lástima, ¿verdad?

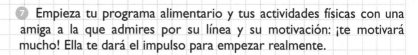

⑥ Ten cuidado con esos amigos o colegas que pueden sabotear, sin querer, tus esfuerzos proponiéndote saborear algún plato: «Venga, solo un pedacito, no pasa nada por un día...». Puedes decirles: «¡No, gracias!» ¡Si no lo haces, después se lo reprocharás!

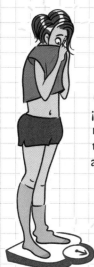

⑦ Empieza tu programa alimentario y tus actividades físicas con una amiga a la que admires por su línea y su motivación: ¡te motivará mucho! Ella te dará el impulso para empezar realmente.

⑧ Consigue un pequeño cuaderno en el que anotes tus vivencias, tus progresos y tus cambios de rutina.

⑨ Desconfía de los brunchs y otros cócteles entre comidas principales. ¡Abundan las proposiciones de platos y apetece probarlo todo! Como las raciones son pequeñas, se tiene la sensación de que se come poco, pero no te confundas, comerás más y, sin duda, consumirás demasiado vino, en un ambiente muy... ¡agradable!

⑩ No abuses de las verduras cocinadas al gratén, con bechamel, con mozzarella..., ¡son verduras, pero la salsa que las acompaña es ultra-grasa! Un gratinado de berenjenas hecho con parmesano y, a veces, con mozzarella es muy calórico.

Como bien antes del esfuerzo

Comer bien antes del esfuerzo te permitirá realizar el esfuerzo físico más fácilmente y sin fatiga, pero no mejorará realmente tus competencias físicas. ¡Es importante saberlo! En cambio, una alimentación inadecuada puede producir una pérdida en lo referente al rendimiento. Si tu ración y los alimentos elegidos son adecuados para tus ejercicios, podrás realizarlos sin sufrir una disminución de energía ni sentir una fatiga insoportable. La alimentación es un factor secundario importante que permite potenciar las cualidades adquiridas.

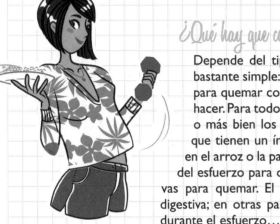

¿Qué hay que comer antes de hacer deporte?

Depende del tipo de actividad física, pero el principio es bastante simple: se trata de disponer de la suficiente energía para quemar con objeto de realizar el esfuerzo que quieres hacer. Para todo tipo de esfuerzos, el carburante es el azúcar, o más bien los glúcidos, y sobre todo los azúcares lentos, que tienen un índice glucémico bajo. Encontramos glúcidos en el arroz o la pasta, por ejemplo. Hay que consumirlos antes del esfuerzo para que el cuerpo pueda hacer acopio de reservas para quemar. El primer objetivo es evitar la incomodidad digestiva; en otras palabras, el hecho de tener dolor de barriga durante el esfuerzo…

Si realizas una actividad física importante:

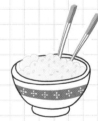

→ En el momento de la comida de la víspera, privilegia los azúcares lentos, es decir, los ingredientes con un índice glucémico bajo, como la pasta o el arroz. Atención: algunos ingredientes, como la carne o las salsas «grasas», prolongan el vaciado gástrico, lo cual provoca ascensos de ácido muy incómodos, a veces incluso dolorosos.

→ El mismo día, desayuna bien.

→ No comas nada en las 2 horas anteriores a la actividad.

→ Evita el aporte de azúcares antes del esfuerzo. Sería una mala idea, porque el organismo intentaría almacenar los azúcares en lugar de «liberarlos» inmediatamente para el esfuerzo.

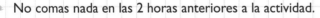

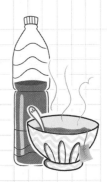

¡Bebe! La hidratación es fundamental para mantener un esfuerzo durante un tiempo prolongado. La primera hora, beber agua es esencial. Después de 60 minutos, una bebida con azúcar será bienvenida. Se recomienda beber alrededor de 15 centilitros cada 20 minutos para un esfuerzo de larga duración, para evitar tener que ingerir demasiado a la vez y correr el riesgo de un trastorno digestivo. Esta cantidad permite que el organismo disponga de líquido suficiente para funcionar de manera óptima.

¿Qué hay que comer después del esfuerzo?

Las reservas quemadas durante la actividad practicada se reconstituyen mejor en las 2 horas que siguen al esfuerzo. Es el momento adecuado para favorecer al máximo el aporte energético.

Consume bebidas ligeramente azucaradas o una fruta jugosa (mandarina, naranja…) + proteínas (jamón cocido, queso blanco, pechuga de pollo). Atención, no te pases con el azúcar ni con la grasa, ¡no es cuestión de cargarse de calorías!

Evita los alimentos pesados, a menudo difíciles de digerir justo después de un esfuerzo (bollería, por ejemplo…).

Unas horas después del ejercicio, haz una comida completa (ver antes).

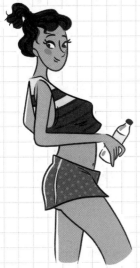

¡No a los refrescos!
Todos los refrescos son realmente demasiado dulces: son auténticas minas de azúcares rápidos, muy calóricos, que no aportan vitaminas ni oligoelementos vitalizantes. Además, las bebidas con gas generalmente son ricas en sal y favorecen la retención de agua. Después de un esfuerzo intenso, opta por beber un té tibio para rehidratarte.

¿Y si siguiera los consejos de los atletas?

Nathalie Hutter, nutricionista, nos da los consejos que prodiga a los deportistas durante la preparación y la recuperación de sus pruebas.

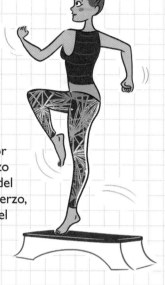

Durante el esfuerzo, no hay que beber para evitar tener las piernas «cargadas».

FALSO. Al contrario, la deshidratación dificulta la actividad y, por lo tanto, puede dar lugar a un mal rendimiento. En efecto, el esfuerzo produce un aumento de la pérdida de agua, sobre todo a través del sudor. Es primordial hidratarse a lo largo de todo el periodo de esfuerzo, especialmente cuando la actividad física supera 1 hora. Además, el agua permite drenar los residuos acumulados en el organismo durante el esfuerzo, reduciendo así los calambres, la fatiga muscular y las lesiones.

La mañana es el mejor momento del día para hacer deporte.

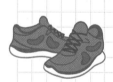

VERDADERO. En el momento del despertar, la producción de hormonas, el cortisol y la dopamina, está en su nivel máximo. El cortisol corresponde a la hormona del estrés, favorece la degradación de los azúcares y las grasas para proporcionar energía. La dopamina, por su parte, es la hormona de la vigilancia y la concentración. Permite aumentar el rendimiento.

No resulta útil tomar una comida demasiado copiosa antes de hacer deporte.

VERDADERO. Una comida copiosa puede resultar pesada para el estómago durante el esfuerzo. Antes de un ejercicio físico, es importante economizar la energía dejando descansar el aparato digestivo. Toma una comida completa 3 horas antes del ejercicio, con alimentos que tengan un índice glucémico bajo (legumbres, cereales integrales, fruta y verdura), que te aportarán progresivamente energía y te permitirán evitar los ataques de hambre.

Hay que comer un plato de pasta antes de una competición.

VERDADERO. Se recomienda mantener una alimentación muy rica en glúcidos 3 días antes de una competición, especialmente la víspera, para recargar bien las reservas de glucógeno de los músculos.

La pasta suele ser muy apreciada, pero es interesante variar y sustituirla, por ejemplo, por arroz, que tiene un índice glucémico igual de interesante y permite aportar otras vitaminas y minerales.

Hay que preferir la carne blanca a la carne roja.

VERDADERO Y FALSO. Estos tipos de carne tienen el mismo porcentaje de proteínas. La carne blanca tiene la ventaja de ser menos grasa que la carne roja, aunque esto varía de un trozo a otro. Un solomillo o un lomo de buey, por ejemplo, serán menos grasos que una costilla o una paletilla asada de ternera. Por otra parte, las carnes rojas son carnes llamadas «entreveradas», es decir, contienen grasa intramuscular, contrariamente a las carnes blancas; en estas últimas, es más fácil retirar la grasa (piel del pollo, grasa del jamón…).

Al comer un bisté de 100 g, consumo 100 g de proteínas.

FALSO. Una hamburguesa (cocinada) de 100 g con un 15% de materia grasa contiene 23,6 g de proteínas, pero también 15 g de lípidos. Y estos últimos son los que dan a la carne su gusto sabroso.

Las bebidas energizantes se recomiendan durante una actividad física.

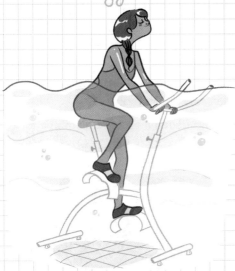

FALSO. La cafeína, contenida en el café, o también la taurina, contenida en las bebidas energizantes, pueden estimular la vigilancia, pero no tienen ningún interés nutricional para el rendimiento. Estas bebidas ricas en azúcares simples pueden provocar una hipoglucemia antes del esfuerzo. Si se consumen en exceso, tienen efectos secundarios negativos sobre el ritmo cardiaco. La Agencia Nacional de Seguridad Sanitaria de la Alimentación francesa (ANSES) recomienda evitar las bebidas energizantes, al hacer deporte. Estas bebidas no deben confundirse con las bebidas energéticas que, según su composición, a veces pueden responder a ciertas necesidades de los deportistas antes, durante o después del esfuerzo.

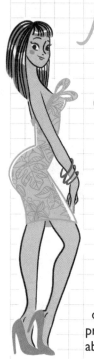

Mi balance de abdominales y glúteos: tomo las riendas... de forma duradera

Han transcurrido cuatro semanas y, si has seguido mis consejos, has practicado los ejercicios que responden a tus objetivos y has tomado una alimentación equilibrada, no cabe duda: tu cuerpo empieza a redibujarse, tus nalgas han recuperado una buena tonicidad y ya entras sin problema en tus pantalones preferidos, ¡esos que te vuelven a quedar como un guante! Además, seguro que has descubierto el placer de realizar una actividad física. Has experimentado, ¡esto puede ser muy divertido y gratificante! Te he acompañado durante 4 semanas, pero ahora ha llegado tu turno y tienes que ser tu propio entrenador. Sin embargo, todavía tengo algunos trucos que enseñarte para que puedas progresar, aumentar tus competencias y, sobre todo, continuar tu programa de abdominales y glúteos durante mucho tiempo...

Primer truco: ¡ponte unos objetivos proporcionales a tus competencias!

→ ¡Es inútil querer perder 8 kg en 1 mes, es un reto demasiado poco realista!

→ ¡También sería poco realista querer conseguir las nalgas de una joven modelo de 20 años si tienes el doble! Acepta también que tu vientre quizá no pueda volver a ser el que tenías antes de tus embarazos en apenas unas semanas.

→ Deja de empeñarte en correr para perder peso si no consigues resistirte a un paquete de patatas chips diario. ¡Empieza por dejar de ceder al picoteo!

→ ¡No intentes parecerte a tu mejor amiga, que no tiene en absoluto la misma forma física que tú!

→ Deja de ceder a las exigencias de tu entorno social (ser una superwoman, tener el peso ideal durante toda la vida, no tener nunca un aspecto cansado, ser siempre eficaz...), ¡sé tú misma!

→ No forzosamente tienes un espíritu muy competitivo, ¡mejor así! Necesitas sobre todo una progresión lenta (¡pero segura!) para conseguir unos resultados que te satisfagan.

Segundo truco: ¡da muestras de creatividad!

Es una excelente recomendación para olvidar tus pequeños defectos (mientras los mejoras) en lugar de permitir que te obsesionen!

A menudo, lo que no nos gusta de nosotros mismos los demás lo consideran encantador, en especial las personas que nos aman. Esta visión nos permitirá matizar nuestras exigencias y evitar un estrés totalmente inútil que, además, impide progresar.

→ Mientras esperas perder definitivamente la barriga, busca prendas de vestir que te valoricen, ¡y relega al olvido esa ropa deforme que quizá has privilegiado con el pretexto de que te encontrabas demasiado rellena!

→ Cuídate: date un masaje, regálate una sesión en un instituto de belleza de vez en cuando…

→ Acepta plenamente los cumplidos que te hagan y la metamorfosis de tu cuerpo…

→ Finalmente, actúa sin juzgarte, ¡es una de las claves del éxito!

Tercer truco: ¡haz balance!

Mi peso actual: ....

Mis kilos perdidos: ....

Mi contorno de cintura actual: ....

Mi contorno de cadera: ....

Mi talla de pantalón: ....

Anota aquí tus comentarios, las dificultades que has encontrado y las desviaciones que has tenido: ....

....

....

¿En qué condiciones te gusta practicar actividad física?

¿Con una amiga? ¿En grupo? ¿Con música? ¿En silencio? ¿En el exterior? ¿Con un entrenador?

....

....

....

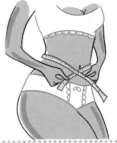

Responde ahora a este pequeño balance en forma de cuestionario...

¿Has conseguido realizar todas las series propuestas en la descripción de los ejercicios?

▲ Sí, sin ningún problema.

■ ¡Sí, pero ha sido realmente difícil!

● ¡No, tengo que progresar para conseguirlo!

¿Todavía caes con frecuencia en picoteos demasiado calóricos?

▲ ¡No, realmente me he desenganchado de estos deseos!

■ A veces caigo, pero muy raramente, y caigo conscientemente…

● Sí, es realmente mi punto débil, tengo que controlarlo.

Al observar hoy tus piernas y tu vientre, dirías que...

▲ La celulitis ha desaparecido, pero las cartucheras todavía no.

■ La celulitis ha pasado a un estado en el que ya no es dolorosa.

● Realmente, todavía tienes que prestar más atención a tu alimentación.

Lo más duro del ejercicio de abdominales y glúteos...

▲ Es utilizar una contrarresistencia.

■ ¡Es tener dolor!

● ¡Es empezar!

¿Cuáles son los ejercicios que te cuesta más practicar?

▲ Ninguno, los practicas todos durante mi programa.

■ ¡Solo haces los que afectan a sus defectos estéticos, no los otros!

● Realmente, te cuesta hacer los ejercicios cardiovasculares.

Durante estas 4 semanas, consideras que...

▲ Has organizado un programa de «actividad física + alimentación» que responde a tus objetivos.

■ Has salido airosa, sobre todo acompañada por una pareja.

● ¡Necesitas a alguien más motivado que tú que te empuje!

El ingrediente que provoca la retención de agua es...

▲ La sal.

■ La verdura cruda.

● Los cereales.

Si te pruebas los vaqueros que antes no podías abrocharte...

▲ ¡Ya está, ahora los abrochas y te sientes muy cómoda con ellos!

■ ¡Todavía te sientes un poco apretada!

● ¡No ha llegado aún el momento, pero lo conseguirás!

Vas a cenar a un restaurante...

▲ Eliges atentamente los platos para que no sumar demasiadas calorías.

■ Te relajas un poco…, ¡ya lo recuperarás mañana!

● Caes en todo, no te puedes resistir…

Respiras muy profundamente utilizando los abdominales...

▲ Cuando haces un ejercicio.

■ Cuando estás estresada.

● ¡No lo consigues!

Tienes una mayoría de ▲: *¡te felicito!*

¡Sigues bien tu programa, eres capaz de organizarlo y prestas atención para no caer en las trampas alimentarias que podrían sabotear tus esfuerzos! Continúa así y plantéate un reto: intenta aumentar el número de sesiones de los ejercicios, utilizar cada vez más accesorios de resistencia (minialetas, bandas elásticas…), aumentar las actividades físicas y respetar la alimentación equilibrada cada día. ¡Ya verás como tu vientre continuará perfilándose, más y más, y tus nalgas adquirirán una buena tonicidad!

Tienes una mayoría de ■: *¡realmente vas por buen camino!*

Has perdido peso, tu vientre se ha tonificado y las nalgas se han perfilado. Sin embargo, tú sola todavía tienes algunas dificultades para motivarte. Tómate un tiempo al principio de cada semana para repasar el programa, recordar los puntos débiles y poner en marcha estrategias ganadoras: continúa realizando las sesiones de ejercicio con una amiga y dejando que tus amigos te animen: ¡lo necesitas! Para ti, la progresión consiste en practicar todos los días, sin excepciones, ¡aunque tus esfuerzos varíen de un día a otro!

Tienes una mayoría de ●: *¡te animo a engancharte!*

No es fácil adquirir la costumbre y hacer los ejercicios todos los días, así como controlar la alimentación. Las tentaciones de dejarlo para mañana son grandes: ¡lo sé! Sé indulgente contigo misma. Intenta respetar el programa de ejercicios (al menos 10 minutos todos los días) y suprimir del plato todos los alimentos demasiado grasos y demasiado dulces. Pero no debes desesperarte si caes de vez en cuando… ¡No es grave, siempre que sigas estando motivada!

Para concluir...

Si anotas cada semana en tu cuaderno las actividades físicas que practicas y el tipo de alimentación, tu progresión te permitirá darte cuenta de que realmente has pasado a otro modo de vida y de que tus comportamientos han experimentado un cambio real.

Ahora tienes en la mano todas las posibilidades para tener unos abdominales y unos glúteos a la medida de tus ambiciones: ejercicios, menús, consejos, trucos… ¡Estoy muy contenta de haberte acompañado en este camino!

Mis notas personales

Direcciones útiles

Me dejo guiar

¿Eres realmente una novata en materia de actividades físicas y necesitas a alguien que te guíe? En esta página web podrás hacer un test muy preciso y, como experta de la forma física, ¡te daré mi receta de bienestar para guiarte en esta nueva iniciativa y darte la posibilidad de mantenerte motivada durante mucho tiempo!
www.monordonnancebienetre.fr

¡Seré la más guapa!

Una ropa bonita para tus actividades deportivas es muy motivadora. En las tiendas Anima Athética y en su página web encontrarás ropa alegre, femenina, técnica, ¡para tener unas ganas enormes de hacer deporte! Estas tiendas innovadoras organizan también talleres para hablar de fitness, belleza y actividad física con expertos.
www.anima-athletica.com

Encuentro mi sala de fitness

¿Buscas una sala de fitness cerca de tu casa para hacer un curso de abdominales y glúteos o una actividad física propuesta en este cuaderno? Esta página web reúne todas las salas de fitness de Francia. ¡Seguro que hay una cerca de tu casa!
www.masalledesport.com

Compro mis accesorios para abdominales y glúteos

Una swiss ball, elásticos, pesas, un core board, un stepper, todos estos accesorios se compran a precios muy razonables en las grandes marcas especializadas en las actividades deportivas.
www.decathlon.es
www.go-sport.com

Pruebo el paddle stand-up y las actividades de abdominales y glúteos en el agua

Las piscinas municipales gestionadas por el grupo Recrea proponen numerosas actividades acuáticas lúdicas y muy eficaces, como el stand up paddle en la piscina, el aquabiking o también el Aquafusion, con talleres en el agua (minitrampolín, guantes palmeados…) para trabajar intensamente.
www.recrea.fr

Título original:
Mon cahier abdos-fessiers

© Éditions Solar, 2017, París

Primera edición: Mayo de 2018

© 2018 de esta edición: Ediciones Urano, S.A.U.
Plaza de los Reyes Magos 8, piso 1.° C y D – 28007 Madrid

www.terapiasverdes.com

© 2018 de la traducción: Nuria Viver Barri

Fotocomposición: Ediciones Urano, S.A.U.

Impresión: LIBERDÚPLEX, S.L.
Ctra. BV 2249 Km 7,4 – Polígono Industrial Torrentfondo – 08791 Sant Llorenç d'Hortons (Barcelona)

Depósito legal: B-7.359-2018

ISBN: 978-84-16972-37-1
E-ISBN: 978-84-17180-87-4

Bibliografía

Abdominaux: arrêtez le massacre! Dra. Bernadette de Gasquet, Marabout, 2009.

Gym aquatique, douce & tonique, Éric Profit y Patrick Lopez, Amphora, 2014.

Produits alimentaires; faites le bon choix, collectif, Larousse, 2013.

Décrypter les étiquettes, Rachel Frély, Larousse, 2013.

La Vérité sur les sucres et les édulcorants, Dr Édouard Pélissier, Odile Jacob, 2013.

Changez d'alimentation, Prof. Henri Joyeux, Le Rocher, 2013.

Agradecimientos
A Thierry Maquet, profesor de STAPS de la Universidad París-Créteil.
A Nadine Ker Armel, dietista.
Al equipo de cocina del centro de talasoterapia Serge Blanco de Hendaya.
A todas las participantes de los talleres de bienestar de Audiens.
A Nathalie Hutter, nutricionista en Atlantic Santé.
A Odile Chabrillac, naturópata.
A mis estudiantes de la promoción 2014 2015 de los estudios de las profesiones de la forma física de la Universidad París-Créteil.
Y a Jean-Marie Lacroix, profesor de educación física.